Grundzüge der pathologisch-histologischen Technik

Grundzüge der pathologisch-histologischen Technik

Von

Dr. Arthur Mülberger

M. R. C. S. (England), L. R. C. P. (London)

Mit 3 in den Text gedruckten Abbildungen

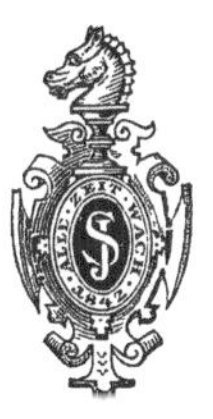

Berlin

Verlag von Julius Springer

1912

ISBN-13: 978-3-642-90129-4   e-ISBN-13: 978-3-642-91986-2
DOI: 10.1007/978-3-642-91986-2

Vorwort.

Die Abneigung weiter medizinischer Kreise gegen die histologische Technik ist immer noch eine mehr oder weniger große
und zum Teil auch berechtigte, bringt doch gar oft die „Laune
und Tücke des Objekts“ den Untersucher in leise Verzweiflung
und gelinde Raserei.

Dazu kommt die kaum mehr übersehbare Zahl der Untersuchungsmethoden, Färbungen und ihrer zahlreichen Modifika-
tionen, die im Laufe der Zeit entstanden sind und noch bestehen. Trotz der Fülle der Auswahl ist aber die tägliche
Arbeit im klinischen Laboratorium, in der Prosektur und im
pathologischen Institut glücklicherweise meist nur auf eine geringe Anzahl von Methoden angewiesen, die vollkommen das
leisten, was zu einer exakten Untersuchung und Diagnose
nötig ist.

Aus dieser Erkenntnis sind in dem vorliegenden Werkchen
mit bewußter Absicht nur diejenigen Untersuchungsmethoden
und Färbungsarten aufgenommen, die immer und immer wieder
unerläßlich sind und auch nach jeder Richtung hin genügen.

Das Buch soll eine „erste Hilfe“ sein, die es ermöglicht,
rasch den besten und sichersten Weg der Untersuchung zu
finden, sowie zu lernen, die vielen kleinen und größeren Un-
glücksfälle beim Arbeiten mit Mikrotom, Farben und Mikroskop rechtzeitig zu erkennen, zu überwinden und ganz zu ver-
meiden

cis, tuto et iucunde.

Stuttgart, im Juni 1912.

Dr. A. Mülberger.

Inhaltsverzeichnis.

Allgemeiner Teil.

Die Vorbedingungen einer guten Technik.

Es ist nicht zuviel gesagt mit der Behauptung, daß oft das Schicksal eines Präparates im guten oder schlimmen Sinne schon mit dem Augenblick besiegelt ist, in dem es der Leiche entnommen oder vom Lebenden entfernt wird.

Ganz abgesehen von den kleineren oder größeren Gewalteinwirkungen, die intra operationem das Präparat treffen oder am Kadaver durch Zerren, Reißen und Drücken das Gewebe schädigen, und so unter dem Mikroskop häufig Verhältnisse vortäuschen, die intra vitam nicht bestanden haben, bringt das allzu späte Sezieren, sowie das Aufbewahren der Leichen in ungünstigen Räumlichkeiten (vor allem im Sommer) so große Nachteile mit sich, daß oft eine Unterscheidung zwischen krankhaften Veränderungen und Fäulniserscheinungen schwer, ja unmöglich ist. Wo es daher nicht möglich ist, die Leichen in Kühlkammern aufzubewahren, empfiehlt es sich sehr, bald nach dem Tode von der Vena femoralis aus etwa 2 bis 3 l 10 proz. Formollösung durch den Körper hindurchzuschicken, wenn die Obduktion nicht binnen 2 Stunden, sondern erst nach 12 und mehr Stunden ausgeführt werden kann.

Die der Leiche oder dem Lebenden zur Untersuchung entnommenen Präparate müssen alsbald weiter verarbeitet und nicht stunden- oder tagelang an der Luft unbedeckt liegen gelassen werden, wobei es, sollte aus irgendwelchen Gründen ein Transport derselben, auch durch die Post, nötig sein, nicht ratsam ist, die Präparate in einer Flüssigkeit zu verschicken, schon wegen der Gefahr des Zerbrechens des Glases. Vielmehr genügt es vollkommen, die Gewebsstücke mit in 10 proz. Formol getauchter Gaze zu umwickeln, die ihrerseits mittels Billroth-Batist luftdicht abgeschlossen wird. So kommen die Präparate in tadellos frischem Zustande an, der Untersucher ist in der Lage, wenn die Verhältnisse es erfordern, verschiedene Arten der Fixierung anzuwenden (z. B. für den Nachweis von Glykogen), und die sichere und genaue Untersuchung ist von vornherein gewährleistet.

Daß die zum Fixieren benutzten Gläser groß genug, die Fixierungsflüssigkeiten reichlich bemessen und vollständig klar sein müssen, versteht sich eigentlich von selbst und doch muß immer und immer wieder darauf aufmerksam gemacht werden.

Man gewöhne sich daran, die Präparate in der Weise vorzubereiten, daß man von mäßig festen und festen Organen oder Geweben mit scharfem Messer verschiedene nicht allzu große und nicht über 1 cm dicke Stücke herausschneidet, wogegen es bei weichen Geweben, wie z. B. Lunge, Gehirn mit Hirnhäuten usw. ratsamer ist, zunächst eine leichte Durch- resp. Anhärtung des ganzen Organs in 10 proz. Formalin vorzunehmen, in welcher Lösung die ganzen Präparate etwa 12 Stunden liegen bleiben; danach gelingt es auch aus sehr weichem Gewebe schöne, gleichmäßige Probestücke auszuschneiden.

Die Zeiten sind längst vorüber, in denen die histologische Untersuchung eine Woche und mehr in Anspruch nahm; man kann heutzutage in 2 bis 3 Tagen tadellose Präparate in jeder Größe zubereiten, häufig handelt es sich aber nur um wenige Stunden, mitunter sogar nur um Minuten, die dazu nötig sind, einwandfreie Präparate herzustellen.

Diese schnelle Verarbeitung hat den Vorzug, daß das makroskopische Bild des Objektes, noch in frischer Erinnerung stehend, an der Hand des Mikroskops viel besser und zuverlässiger analysiert und verstanden werden kann.

Peinlichste Ordnung und Sauberkeit ist beim histologischen Arbeiten eine unerläßliche Vorbedingung, genügt doch meistens ein Blick des kundigen Thebaners auf den Arbeitstisch, um zu wissen, ob eine gute oder schlechte Technik zu erwarten ist.

Das Fixieren.

Ehe ein Präparat zwecks histologischer Untersuchung geschnitten oder eingebettet wird, muß es im allgemeinen vorher fixiert werden, d. h. müssen die Zellelemente und Gewebskomponenten in dem Zustande erhalten bleiben, in dem sie sich bei der Entnahme befinden. Nur bei frischen Zupf-, Scheren- oder Messerschnitten ist das nicht notwendig, wenn auch bei letzteren hinsichtlich des Schneidens von Vorteil.

Mit wenigen Ausnahmen sind nun leider alle Fixierungsmittel auch Härtungsmittel, wobei das Fixieren in der Regel viel rascher zustande kommt als das Härten. Will man deshalb das Präparat nur fixieren, so muß es viel kürzere Zeit in der Fixierungsflüssigkeit bleiben, als wenn man auch eine mehr oder minder starke Härtung damit verbinden will. Das Härten als solches ist unerläßlich bei den Einbettungsmethoden, nicht nötig bei den Gefriermethoden, und wird für gewöhnlich durch den Wasser entziehenden Alkohol besorgt.

Das gebräuchlichste Fixierungsmittel ist zurzeit das Formol, das in 4 bis 10 proz. Lösung (das käufliche Formol ist 40 proz.) eine der am raschesten fixierenden Flüssigkeiten ist, die den großen Vorzug besitzt, daß die frisch eingelegten Gewebsstücke mit fortschreitendem Durchdringen der Flüssigkeit einen weißlichen, blassen Farbenton annehmen. daß man also gleichsam die Durchfixierung mit dem Auge kontrollieren kann.

Für kleine Stücke (z. B. Curettagen. Probeexzisionen usw.) genügt $^1/_2$ Stunde Formol bei 56° C vollständig, bei größeren Stücken 1, 2 bis höchstens 6 Stunden. nach welcher Zeit auch sehr große Stücke vollständig durchfixiert sind.

Ehe nun die so fixierten Präparate auf dem Gefriermikrotom geschnitten oder eingebettet werden sollen, entfernt man grundsätzlich die Fixierungsflüssigkeit so vollständig als möglich aus dem Präparat. indem man dasselbe, je nach der Größe, auf $^1/_4$ bis 6 Stunden in fließendem Wasser auswäscht. sei es daß man es in ein Stückchen Gaze einbindet, das mit einer Stecknadel an einen großen Kork befestigt wird. oder daß man es in einem durch einen Kork verschlossenen. durchlöcherten Porzellangefäß auf der Wasseroberfläche schwimmend erhält.

Vor allem beim Schneiden auf dem Gefriermikrotom ist es unerläßlich, daß das Präparat bis auf den Kern von reinem Wasser durchdrungen ist, da nur so ein gleichmäßiges und gutes Gefrieren möglich ist.

Entfernen von Formolniederschlägen.

Es ist eine leidige Tatsache, daß bei der Fixierung in Formalin in der Umgebung reichlich angesammelten Erythrozyten sich häufig störende braune Niederschläge ablagern. Dieselben können entfernt werden, indem man die Schnitte in eine Lösung von folgender Zusammensetzung bringt:

Natrii caustic. fus. . . . . 1,0 g
Aq. dest. . . . . 100,0 ccm

hiervon

1 ccm auf 24 ccm 70proz. Alkohol,

solange, bis die Kontrolle unter dem Mikroskop keine Niederschläge mehr entdecken kann, hierauf gründliches Auswaschen in destilliertem Wasser (Isobilew Wratschebnaja Gezeta, Nr. 20, 1911, zit. nach Virchows Archiv).

Zugleich soll es nach dieser Methode auch gelingen, noch an sehr alten Sammlungspräparaten leidlich gute Kernfärbungen zu erhalten.

Als weiteres Fixierungsmittel ist häufig in Verwendung der Alkohol absolutus (99,2 Proz.).

Bei der Alkoholfixierung, die ebenfalls wie die Formolfixierung im Paraffinschrank bei 56° C vorgenommen werden kann, ist ganz besonders darauf zu achten, daß reichlich Fixierungsflüssigkeit das Präparat umgibt. Dabei ist es zweckwäßig, auf den Boden des Gefäßes etwas Glaswolle (nicht Watte) zu legen, damit die Flüssigkeit gut von allen Seiten in das Präparat eindringen kann.

Auch hier genügen die für Formol angegebenen Zeiten, wobei aber der Alkohol zwei- bis dreimal gewechselt werden muß. Nach der Alkoholfixierung dürfen die Präparate jedoch nicht in Wasser gebracht werden, da zugleich mit ersterer auch die Härtung, i. e. Wasserentziehung vor sich gegangen ist.

Diese Art der Fixierung eignet sich sehr gut für besonders weiches Gewebe, vor allem Curettagen, die hierbei schon in 2 bis 3 Stunden in Paraffin eingebettet und geschnitten werden können, sonst muß sie bei der Untersuchung auf Glykogen (cf. S. 35) angewandt werden.

Bei der Vorbereitung der Präparate für die Alkoholfixierung dürfen dieselben nicht oder nur ganz kurz mit Wasser in Berührung kommen, wie auch das zum Schneiden benützte Messer ganz trocken sein muß.

Formel zur Bereitung der verschiedenprozentigen Alkohole
(nach Poll):

Man geht vom 96proz. Alkohol aus und nicht vom Absolutem, da letzterer viel zu teuer zum Verdünnen ist.

Um aus 96 proz. Alkohol solchen von niederer Konzentration zu erhalten, braucht man von ersterem

$$b\,\frac{x}{y}\ \text{ccm},$$

wobei x die gesuchte Konzentration,
  b die gewünschte Alkoholmenge,
  y die gegebene Konzentration ist;
also z. B.: gewünscht werden 100 ccm 70 proz. Alkohol, somit

$$100\,\frac{70}{96} = 72{,}9 = 73\,.$$

Auf 100 ccm Flüssigkeit braucht man also 73 ccm 96 proz. Alkohol, demnach $100 - 73 = 27$ ccm destilliertes Wasser.

Für die Herstellung 80 proz. Alkohols würden somit 83 ccm 96 proz. Alkohol und 17 ccm Wasser, für die Herstellung 90 proz. Alkohols 94 ccm 96 proz. Alkohol und 6 ccm Wasser nötig sein.

Es ist zweckmäßig, sich auf den verschiedenen Alkoholgläsern mittelst Diamat oder sonstwie Marken anzubringen, bis zu welcher Höhe 96 proz. Alkohol und destilliertes Wasser aufzufüllen sind.

Als drittes der gebräuchlichsten Fixierungsmittel kommt die Chromsäure in Betracht, hauptsächlich bei der Untersuchung des zentralen und peripheren Nervensystems, sowie des sog. chromaffinen Systems (Nebennieren, Sympathicus, Gland. carotica).

Von den zahlreichen Vorschriften genügt für den gewöhnlichen Gebrauch die Müllersche Flüssigkeit von der Zusammensetzung:

  Kali bichromic.   2,5 g
  Natr. sulfuric.   1,0 g
  Aq. dest.   100,0 ccm

Weitere Vorschriften siehe unter Zentralnervensystem.

Die Chromsäure dringt nur sehr langsam in die Gewebe ein, wobei so gut wie keine Härtung vor sich geht, das Fixieren dauert deshalb ungleich viel länger, auch dürfen die Präparate keiner höheren Temperatur ausgesetzt werden, da sich die Lösung rasch trübt. Dieselbe muß unter allen Umständen häufig gewechselt werden.

Handelt es sich um die Fixierung von Gewebe, das von Flüssigkeit hochgradig durchtränkt ist (z. B. Lunge bei Ödem), so ist man imstande, diese Flüssigkeit im Gewebe haften zu machen, wenn man kleine Gewebestückchen in einen Gazebeutel einbindet, diesen für 2 Minuten in kochendheißes Wasser bringt, alsdann in Formol nachhärtet und entweder frisch schneidet oder einbettet.

Einfacher und rascher geschieht die Fixierung von Ausstrichpräparaten, die nach Lufttrocknung dreimal langsam durch die Gasflamme gezogen werden (Sputum), oder auf 10 Minuten in eine Lösung von Alcohol absolutus-Aether sulfuricus ââ oder auf 5 Minuten in Methylalkohol kommen (Blut), wenn man nicht vorzieht, was besonders beim Blute dringend zu empfehlen ist, die von Weidenreich angegebene vorzügliche Methode anzuwenden, die darin besteht, daß man zunächst eine nicht allzu große gut verschließbare Glasdose (Petrischale z. B.) mit 5 ccm einer 1 proz. wässerigen Osmiumsäurelösung beschickt, der 10 Tropfen Eisessig zugegeben werden.

Diesen Dämpfen werden gut gereinigte Objektträger 5 Minuten lang ausgesetzt, die mit den Dämpfen in Berührung gekommene Seite der Objektträger mit einem Tropfen Blut beschickt, dieser mit Hilfe eines zweiten Objektträgers möglichst fein verteilt, die so vorbereiteten Objektträger nochmals für 2 Minuten denselben Dämpfen ausgesetzt, an der Luft getrocknet, kurz durch die Gasflamme gezogen und nach dem Erkalten für 1 Minute in ganz schwache, hellrote, wässerige Lösung von übermangansaurem Kali gebracht, kurz mit Wasser abgespült, und zwecks raschen Trocknens möglichst steil aufgestellt.

Die Blutausstriche sind auf Objektträgern zu machen, nicht auf Deckgläschen. Man halte sich an den Kanten abgeschliffene, möglichst dünne Objektträger vorrätig, die man beim Ausstreichen des Blutes in einem Winkel von 45 Grad aufeinander entlangschiebt.

Für Blutausstriche sollte die Dicke der Deckgläschen 0,8 mm nicht überschreiten.

Das Instrumentarium.

Für einen histologischen Arbeitsplatz, der allen Anforderungen entsprechen soll, sind nötig:

1. Mikroskop mit 3 Objektiven für schwache, starke Vergrößerung und Ölimmersion (vorteilhaft ist auch noch eine Lupenvergrößerung) und 2 Okularen.

Die jedem Mikroskop beigegebene blaue Glasscheibe wird zwischen Lichtquelle und Mikroskop eingeschaltet, sobald bei künstlichem Licht (Auergaslicht, matte Nernstlampe) gearbeitet wird.

2. Paraffinofen mit Aufsatz, der als Brutofen dient.

3. 2 Mikrotome — ein Gefriermikrotom, ein Mikrotom für Zelloidin- und Paraffinblöcke.

4. Großes scharfes Skalpell, Rasiermesser mit flacher Unterseite, Schere, Pinzette.

5. Eine Anzahl Glasnadeln mit umgebogenem und spitz zulaufendem Ende, für Gefrierschnitte unerläßlich (aus gewöhnlichen Glasstäben über jedem Bunsenbrenner leicht selbst herzustellen).

6. Platinnadel, Platinöse, Metall- und Glasspatel.

7. Eine Anzahl Präpariernadeln.

8. Eine Anzahl kleinerer und größerer Haarpinsel.

9. Eine Anzahl runder und viereckiger Glasschalen der verschiedensten Größen.

10. Einige Glaskästchen mit innen senkrechten Leisten zum Einsetzen von 6 oder 10 Objektträgern (für länger dauernde Färbungen sehr zu empfehlen).

11. Eine Anzahl 100 bis 200 ccm haltende Flaschen für die verschiedenen Alkohole, Differenzierungsflüssigkeiten, Farblösungen usw.

12. Eine Anzahl 10 bis 20 ccm fassenden Fläschchen mit Pipette und Gummihütchen.

13. Präparatengläser der verschiedensten Größen.

14. Spritzflasche mit destilliertem Wasser.

15. Bunsenbrenner mit Stativ und Drahtnetz.

16. Wasserleitungshahn mit Ausgußbecken.

17. Abfalleimer.

18. Filtrierpapier in allen Größen.

19. Holzgestell mit Glastrichtern und Reagenzgläsern.

20. Einige graduierte Meßzylinder.

21. Dickflüssigen, sowie sehr dünnflüssigen Kanadabalsam in Glasflasche und Glasstab.

22. Glyzerin und Eiweißglyzerin in Glasflasche.

23. Immersionsöl.

24. Farbige Fettstifte zum vorläufigen Beschreiben der Objektträger.

25. Ev. Sanduhren ($^1/_4$, $^1/_2$, 2. 5, 10 Minuten).

26. Sonneckensche Siegellackhalter zum Halten der Objektträger, an Stelle der teuren Objektträgerhalter.

27. Alte Leinwandstücke (nicht mehr zu gebrauchende Taschentücher) zum Abwischen und Abtrocknen der Objektträger.

28. Eine Zentrifuge.

29. Genaugehende kleine Wage.

Das Instandhalten des Instrumentariums.

Die Reinigung der Glas- und Metallinstrumente bedarf keiner weiteren Beschreibung mit Ausnahme der gebrauchten Objektträger und Deckgläschen.

Die Deckgläschen werden zunächst vom Objektträger entfernt, indem man letztere vorsichtig über der Bunsenflamme erhitzt. Alsdann werden Objektträger und Deckgläschen getrennt in emaillierte Blechtöpfe gebracht, mit 10 proz. Lysoformlösung übergossen und für 30 Minuten, wenn möglich unter dem Abzuge gekocht. Sofortiges Durchspülen des Blechtopfes mit kaltem Wasserleitungswasser, ohne die Lysoformlösung vorher abzugießen. Trocknen der Gläser mit sauberer Leinwand (Schmorl).

Die Linsen des Mikroskopes dürfen nicht mit Xylol gereinigt werden, da sie mit Kanadabalsam eingekittet sind, sondern mit Alkohol oder Benzin, aber auch mit letzteren Flüssigkeiten dürfen sie nur ganz kurze Zeit in Berührung kommen und müssen dann vorsichtig trocken abgerieben werden.

Das Gefriermikrotom muß nach jedesmaligem Gebrauche gut mit einem trockenen Tuche abgerieben und bedeckt werden, nachdem vorher die Kohlensäurebombe geschlossen und die noch im Zuleitungsrohre befindliche Kohlensäure abgelassen worden ist.

Das Zelloidin-Paraffinmikrotom sollte ebenfalls nach jedesmaligem Gebrauche gründlich gereinigt werden, indem die Zelloidin- und Paraffinspäne sorgfältig entfernt und das etwa festhaftende Paraffin mit einem in Xylol getauchten Leinwandlappen entfernt wird. Ebenso sollte vor jedesmaligem Gebrauch die Schlittenbahn gut eingefettet und nach der Benutzung wieder von Fett gereinigt werden.

Die Gefriermesser sind mit feuchtem Lappen, die Zelloidinmesser mit Alkohol, die Paraffinmesser mit Xylol sorgfältig abzuwischen, letztere vor allem auch häufig während des Schneidens der Blöcke, da sich gern etwas Paraffin, namentlich an der Unterseite des Messers festsetzt und so das glatte Schneiden erschwert.

Flaschen, in denen lange Zeit Farblösungen aufbewahrt wurden, werden gereinigt, indem man in dieselben eine geringe Menge roher Schwefelsäure gibt, sie gut verschließt, und durch langsames Hin- und Herbewegen das Flascheninnere überall mit der Säure in Berührung bringt.

Die nun stark getrübte Säure wird ausgegossen, eventuell nochmals etwas frische Säure eingefüllt und wieder ausgegossen, alsdann das Glas vorsichtig mit Leitungswasser durchgespült, gründlich gereinigt und umgekehrt zum Trocknen aufgestellt.

Festsitzende Glasstöpsel lösen sich nach Eintauchen der ganzen Flasche in Wasser, das langsam zum Kochen gebracht und einige Minuten sprudelnd erhalten wird.

In die Flasche zurückgestoßene Korkstöpsel lassen sich mit einer dünnen Draht- oder starken Fadenschlinge ohne große Schwierigkeiten entfernen.

Das Entkalken.

Knochen und sonstige kalkhaltige Gewebe (verkalkte Tuberkulose, Schilddrüse usw.) können nicht ohne weiteres geschnitten oder eingebettet werden. Sie müssen vielmehr vorher entkalkt werden, wobei eine gründliche Fixierung in Formalin (12 Std.) unerläßlich ist.

Man bringt kleine Stückchen des zu untersuchenden Materials, die man sich, wenn es sich um Knochen handelt, zweckmäßig mit der Laubsäge zurechtsägt, in eine reichliche Menge folgender Entkalkungsflüssigkeit:

Rc. 10 proz. Formalinlösung . . . 100 ccm

offizinelle Salpetersäure . . . 30 ccm,

die täglich mindestens einmal gewechselt werden muß und vorteilhafterweise auf dem Brutschrank aufbewahrt wird, wo sie sich dauernd auf einer Temperatur von ca. 30° C hält; dadurch wird die Entkalkung wesentlich beschleunigt, nimmt aber immerhin Tage in Anspruch.

Die Entkalkung ist vollständig, wenn die Stücke sich leicht mit dem Rasiermesser schneiden lassen, wenn sie biegsam sind und wenn eine Nadel ohne Widerstand durch sie hindurchgestoßen werden kann. Hierauf kommen die Präparate auf

12 Stunden in eine 5 proz. (Kali) Alaunlösung, um entsäuert zu werden, alsdann auf 48 Stunden in fließendes Wasser, nach welcher Zeit sie auf dem Gefriermikrotom geschnitten oder eingebettet werden können.

Bei subtilen Objekten, deren gegenseitige Lage und Beziehung genau erhalten bleiben sollen, ist es ratsam, die Entkalkung erst nach der Einbettung vorzunehmen.

Im allgemeinen wird für entkalkte Gewebe die Zelloidineinbettung empfohlen; es lassen sich aber auch bei tadelloser Paraffineinbettung ebenso gute und entsprechend dünnere Schnitte erhalten.

Das Entfetten.

Bei der Paraffin- sowie Zelloidineinbettung ist immer auch eine Entfettung der Präparate mit inbegriffen, da der aufsteigende Alkohol sämtliches Fett auszieht. Will man nicht eingebettetes Material aus irgendwelchen Gründen entfetten, so stellt man sich Gefrierschnitte her, die man 6 bis 12 Stunden in absolutem Alkohol aufbewahrt, und alsdann wieder in destilliertes Wasser zurückbringt.

Die frische Untersuchung der Präparate.

Dieselbe wird vorgenommen entweder am unfixierten oder fixierten Präparate.

Im ersten Falle handelt es sich meist um ganz dünne Scherenschnitte oder Zupfpräparate, die man sich in der Weise herstellt, daß man kleinste Gewebepartikelchen in physiologischer (0,9 proz.) Kochsalzlösung, Ascites oder irgendeiner serösen Flüssigkeit mit spitzen Präpariernadeln auf dem Objektträger so fein zerzupft, daß die anfangs klare Flüssigkeit leicht getrübt erscheint.

Exsudate, Transsudate, Urin usw. werden, wenn sie nur wenig zellige Bestandteile enthalten, zunächst zentrifugiert, wenn sie sehr dickflüssig sind, mit physiologischer Kochsalzlösung verdünnt, mit einer Pipette ein kleiner Tropfen des Bodensatzes auf die Mitte des Objektträgers gebracht, eventuell um eine vitale Färbung anzuwenden, einige Tröpfchen einer wässerigen Neutralrotlösung

(0,5 g Neutralrot in 100,0 ccm 0,9 proz. Kochsalzlösung)

hinzugegeben und mit einem nicht zu kleinen Deckgläschen zugedeckt. Untersucht wird mit Planspiegel und starker Abblendung.

Man vergegenwärtige sich stets, daß bei der vitalen Färbung die lebenden Zellkerne sich nicht färben, sondern erst nach dem Absterben die Farbe annehmen.

(Die zytologische Untersuchung am eingebetteten Präparat cf. S. 66.)

Die frische Untersuchung läßt sich fernerhin auch an Schnittpräparaten ausführen, die man sich mit Schere, Rasier- oder Doppelmesser oder noch besser mit dem Gefriermikrotom herstellt.

Dieselben haben aber den Nachteil, daß die direkte Unterscheidung der Gewebskomponenten häufig schwierig, mitunter unmöglich ist.

Wenn es auch gelingt, durch Zusatz gewisser Chemikalien (z. B. verdünnter Essigsäure, Jodlösung, Kalilauge usw.) einzelne Gewebe oder Zellstrukturen deutlicher hervortreten zu lassen, so empfiehlt es sich doch, für den Anfänger namentlich, die Präparate gut zu fixieren, auf dem Gefriermikrotom zu schneiden und zu färben.

Die Gefriermethoden.

Die früher viel geübte Äthergefrierung ist jetzt von der Kohlensäuregefrierung vollständig verdrängt.

Bei ersterer wird das Präparat durch einen mittels eines Gebläses erzeugten Ätherspray zum Gefrieren gebracht; neben der längeren Dauer des Gefrierens ist die ganze Handhabung umständlich und auch, namentlich in der Nähe von Gaslicht, nicht ungefährlich.

Dringend zu empfehlen ist daher die Kohlensäuregefriermethode, da man mit ihr ungleich viel rascher und sicherer zum Ziele kommt.

Wie Abb. 1 erkennen läßt, benötigt man ein Mikrotom, das an einen Tisch angeschraubt wird, ferner Kohlensäurebombe mit Stativ, Zuleitungsrohr und Messer (Summa ca. 125 M.).

Die gefrierzuschneidenden Objekte müssen gut mit Wasser durchfeuchtet sein, damit sie gleichmäßig durchfrieren, weshalb die vorher fixierten Präparate genügend lange (mindestens $^1/_2$ Stunde) in Leitungswasser gewässert werden müssen.

Frische, d. h. nicht fixierte Präparate können sofort geschnitten werden, müssen jedoch nach dem Schneiden, und vor dem Färben auf 1 bis 2 Minuten in 5proz. Formollösung fixiert werden; zweckmäßiger ist natürlich die vorausgeschickte Fixierung, da die Präparate dabei, wie schon früher erwähnt, zugleich auch leicht gehärtet und so zum Schneiden geeigneter werden.

Die Handhabung des Gefriermikrotoms ist kurz folgende: Nach Öffnen des Ausflußventils der Kohlensäurebombe gelangt die Kohlensäure durch das Zuleitungsrohr bis zur Gefrierkammer des Mikrotoms. Auf die geriefte Platte der Gefrierkammer kommt das passend zugeschnittene Präparat, von reichlich Wasser umgeben. Während nun mit dem Zeigefinger der rechten Hand das Präparat ganz leicht der Unterlage angedrückt wird, öffnet die linke Hand mittels des am Mikrotom angebrachten Hebels das Kohlensäurezuleitungsrohr für einige ganz kurze Augenblicke (Bruchteile von Sekunden), unter zischendem Geräusch dringt die Kohlensäure in die Gefrierkammer ein und bringt das Wasser mit dem Präparat zusammen fast momentan zum Gefrieren.

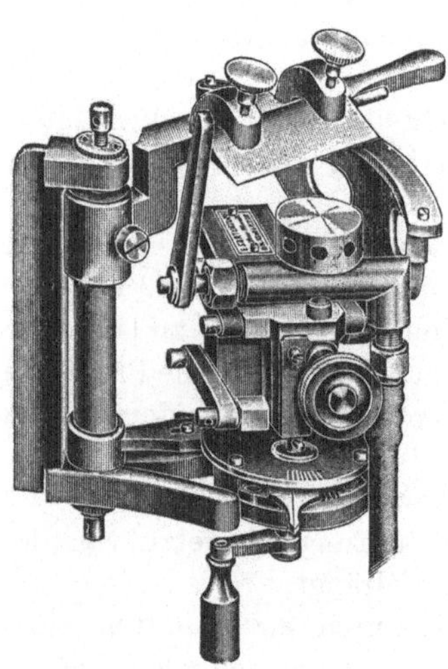

Abb. 1. Gefrier-Mikrotom.

Es ist besonders darauf zu achten, daß das Präparat nicht zu hart gefroren ist, wobei kleine Risse in dem das Präparat umgebenden Eise entstehen; derart überfrorene Präparate lassen sich nur ungenügend oder gar nicht schneiden, wobei gleichzeitig das Messer stumpf und unbrauchbar wird. Ungenügendes Gefrieren auf der anderen Seite macht das Schneiden natürlich ebenfalls unmöglich.

Nach einigen Versuchen wird man bald die richtige Härte herausfinden. Eine automatische Feineinstellung der Präparate ist unerläßlich und an sämtlichen neueren Mikrotomen auch vorhanden.

Die Dicke der Schnitte sollte nach oben hin 25 μ nicht übersteigen (gewöhnlich zwischen 10 und 15 μ).

Mit der Fingerbeere oder einem feinen Haarpinsel werden die Schnitte vom Messer genommen, in eine Schale mit 35 proz. Alkohol, hierauf in destilliertes Wasser gebracht, um alsdann weiter behandelt zu werden.

Unter dem sog. „Durchziehen der Schnitte" versteht man das momentane Eintauchen und wieder Herausnehmen derselben aus Flüssigkeiten.

Die Einbettungsmethoden.

Unter den Einbettungsmethoden stehen oben an:
1. die Paraffineinbettung,
2. die Zelloidineinbettung,
3. die kombinierte Zelloidin-Paraffineinbettung.
Alle übrigen Methoden sind entbehrlich.

Paraffineinbettung.

Nach gründlichem Wässern der in Formalin oder Chrom gut fixierten Präparate kommen dieselben je nach ihrer Größe auf 1 bis 3 Stunden in 70 proz., 96 proz. und absoluten Alkohol, welch letzterer zweckmäßig einmal gewechselt wird. Erheblich abkürzen lassen sich die Zeiten, wenn man die ganze Prozedur im unteren Abteil des Brutschrankes bei 56° C vornimmt. Nach dem absoluten Alkohol kommen die Präparate in Anilinöl, das die letzten Wasserreste auszieht. Zunächst schwimmen die Stücke auf dem Anilinöl, mit zunehmendem Eindringen des Öles sinken sie langsam unter und werden vollständig durchsichtig. Dieses Durchsichtigwerden muß sich bis auf den Kern des Präparates erstrecken, ist unerläßlich zur weiteren Verarbeitung und nimmt, je nach der Größe des Präparates, 10 Minuten bis ca. 6 Stunden in Anspruch.

Man achte darauf, daß das zur Verwendung gelangende Anilinöl auch tatsächlich wasserfrei, d. h. hellgelb, wie Olivenöl oder Rizinusöl, ist; mit zunehmender Wasseraufnahme wird das Anilinöl braungelb, ja fast schwarzbraun und ist dann nicht mehr zu gebrauchen.

Hierauf kommen die Präparate in Xylol, in dem sie sehr bald etwas von ihrer Durchsichtigkeit einbüßen, ohne jedoch so trübe zu werden wie vor der Anilinölbehandlung. Das Xylol selbst sollte zwei- bis dreimal gewechselt werden, da alles Anilinöl wieder aus dem Präparate entfernt sein muß, ehe das Xylol seinen eigentlichen Zweck, das Präparat für die Paraffindurchtränkung vorzubereiten, erfüllen kann. Die Dauer der Xyloldurchtränkung beträgt $^1/_2$ bis 4 Stunden.

Für die Aufhellung in Anilinöl sowie die Durchtränkung mit Xylol, ist es dringend zu empfehlen, sich einen ganz kleinen billigen Trockenschrank zu halten, der abseits vom Arbeitsplatz, am besten in einem anderen Zimmer aufgestellt und dauernd auf 30° C erwärmt ist, da das in der Wärme verdunstende Anilinöl das Innere des Paraffinschrankes stark beschmutzt.

Nach dem Xylol kommen die Objekte $^1/_2$ bis 3 Stunden am besten in mittelgroßen Porzellanschalen in Paraffin vom Schmelzpunkt 52° C und hierauf auf 3 bis 6 Stunden in Paraffin vom Schmelzpunkt 56° C, beides im unteren Abteil des Brutschrankes untergebracht.

Alsdann werden die Blöcke in folgender Weise gegossen:

Aus dünnem Papier werden genau der Größe des Präparates entsprechende Kästchen in der Weise hergestellt, daß man die rechteckigen Papierstückchen sowohl der Längs- als auch der Querrichtung nach zweimal derart faltet, daß neun kleine Rechtecke entstehen. Das in der Mitte gelegene Rechteck gibt den Boden des Kästchens ab, die übrigen Rechtecke bilden, aufgerichtet und an zwei gegenüberliegenden Seiten nach außen umgebogen, die Seitenflächen des Kästchens. Es empfiehlt sich, das Papier jeweils nach beiden Seiten umzubiegen, damit die Kanten und Ecken beim Aufrichten der Seitenflächen möglichst scharf werden. Nach einigen Versuchen ist es ein leichtes, die Kästchen in wenigen Sekunden sich herzustellen. Auf eine der nach außen umgebogenen Flächen kommen die entsprechenden Bleistiftnotizen (Organ, Sektionsnummer usw.). Hierauf wird mit einer warm gemachten Pinzette das Präparat mit der Seite, die zuerst geschnitten werden soll, zu unterst in das Papierkästchen eingelegt, sofort mit flüssigem 56° Paraffin übergossen, darübergehaucht, bis ein dünnes Häutchen an der Oberfläche entsteht, und alsdann sogleich in möglichst kaltes Wasser gebracht und darin mindestens $^1/_2$ Stunde belassen.

Bei den in Alkohol fixierten und zugleich gehärteten Präparaten folgt natürlich (ohne vorhergehendes Wässern) sogleich Anilinöl, Xylol, Paraffin, wie bei den in Formalin fixierten Stücken, wenn es sich nicht um Präparate handelt, die auf Glykogen untersucht werden sollen. (Die Einbettung der Glykogenpräparate siehe S. 16).

Bei der Einbettung in Paraffin kommt es hauptsächlich darauf an, daß das Paraffin möglichst rasch und möglichst gleichmäßig erstarrt, was dadurch am besten erreicht wird, daß die das Paraffin von der Umgebung trennende Scheidewand möglichst dünn ist, daß somit die Kälte des Wassers möglichst rasch bis in das Innere des Präparates eindringt und so das Paraffin erstarren läßt. Deshalb sind die Holz-, Messing- oder Blechkästchen und -Rahmen, sowie auch Uhrgläser und sonstige Glasschalen nicht zu empfehlen. Im heißen Hochsommer wird man sich ab und zu veranlaßt sehen, in das Wasser noch etwas Eis zu geben, um ein rasches Erstarren des Paraffins zu ermöglichen. (Die Kästchen direkt auf Eisblöcke zu setzen, ist nicht ratsam, da das Paraffin alsdann sehr ungleich erstarrt.)

Das gleichmäßige und gute Erstarren der Blöcke erkennt man daran, daß sie eine leicht transparente, grauweiße Farbe haben, die nirgends schneeweiße Einlagerungen zeigt.

Finden sich im Blocke Hohlräume oder die eben erwähnten weißen Stellen, so ist es viel zweckmäßiger, den Block, wie er ist, nach Entfernen der Papierhüllen wieder in 56° Paraffin zurückzubringen, auftauen zu lassen und von neuem zu gießen, als zu versuchen, ihn schlecht eingebettet zu schneiden.

Zelloidineinbettung.

Fixieren und Härten wie bei Paraffineinbettung bis herauf zum absoluten Alkohol, hierauf je nach Größe der Präparate in weithalsigen Flaschen 12 bis 48 Stunden bei Zimmertemperatur in absolutem Alkohol-Äther ââ, einige Stunden bis 3 Tage in dünnflüssigem Zelloidin, ebensolange in dickflüssigem Zelloidin (hergestellt, indem man das käufliche Zelloidin in kleine Stückchen zerschneidet, mit einer bestimmten Menge absoluten Alkohols quellen läßt und das gleiche Volumen Äther hinzugibt; aus diesem dickflüssigen Zelloidin wird durch weiteres Zugießen von Alkoholäther das dünnflüssige hergestellt). Alsdann wird der Deckel des Gefäßes an einer Seite etwas gelüftet, um das lang-

same Verdunsten des Alkoholäthers zu ermöglichen. Zweckmäßig ist es dabei, mit einem Spatel oder dergleichen das
Zelloidin von der Glaswand etwas loszulösen, damit auch aus
den tieferen Schichten der Ätheralkohol leichter verdunsten
kann. Ist das Zelloidin so weit eingetrocknet, daß man mit der
Fingerbeere die Oberfläche kaum mehr eindrücken kann, dann
schneidet man sich einen annähernd viereckigen Zelloidinblock
heraus, in dessen Mitte das Präparat zu liegen kommt, bringt
ihn wiederum in 70 proz. Alkohol, bis er knorpelhart wird ($^1/_2$ bis
1 Tag), worauf das Präparat schnittfähig ist.

Zelloidin-Paraffineinbettung.

Fixieren und Härten in absolutem Alkohol, wenn es sich
um Glykogenpräparate handelt, sonst beliebige Fixierung, Härten
in aufsteigendem Alkohol, nach dem Alkohol absolutus auf 12
bis 48 Stunden in Alkohol abs.-Aether sulfuric. ââ, hierauf in dünn-
flüssiges Zelloidin auf wenige Stunden bis 3 Tage je nach Größe
des Objekts, dann wieder in Alkoholäther, bis alles Zelloidin
gelöst ist (leicht zu erkennen beim Umschütteln des Glases,
Dauer etwa 1 bis 6 Std.), Alkohol absolutus 1 bis 3 Std., Anilinöl bis
zur Aufhellung, Xylol, Paraffin usw. wie bei Paraffineinbettung.

Die Leistungsfähigkeit der einzelnen Untersuchungs-methoden.

Die Frage, welche der Untersuchungsmethoden (Gefrier-
oder Einbettungsmethode) vorzuziehen sei, ist müßig, da beide
Methoden ihre großen Vorzüge und Nachteile besitzen, keine
die andere entbehrlich macht und deshalb fast immer beide
gleichzeitig zur Anwendung kommen, die Gefriermethode zunächst, um rasch eine Diagnose zu erhalten, die Einbettungsmethoden dagegen, um einen genauen Einblick in die feineren
Strukturverhältnisse zu gewinnen.

Dazu kommt noch der Umstand, daß für gewisse Färbungen die eine oder die andere Methode unerläßlich ist, daß man
also schon deshalb gezwungen ist, mit beiden Methoden zu arbeiten.

Als Regel sollte gelten, wenn irgend möglich, von dem zu
untersuchenden Material zunächst einige Gefrierschnitte zu
machen und zu färben, ehe man einbettet. Die Gefrierschnitte
haben den großen Vorzug, daß keine nennenswerte Schrump-

fung des Gewebes eingetreten ist, daß somit die einzelnen Zellelemente ihre wahre Größe und Gestalt viel besser erkennen
lassen, als dies an eingebetteten Präparaten der Fall ist, die
durch die mehr oder minder starke Schrumpfung des Gewebes
mitunter so starken Strukturveränderungen unterworfen sind,
daß ein Wiedererkennen des Präparates fast ausgeschlossen ist.

Bei der Einbettung ist es schwer zu sagen, welche Art
derselben vorzuziehen ist. Am häufigsten kommt sicherlich die
Paraffineinbettung in Betracht. Die Vorzüge derselben in Gestalt der Dünne der Schnitte, der raschen Einbettung, des
sauberen Arbeitens, des bequemen Färbens usw. überwiegen
die Nachteile doch so sehr, daß die Zelloidineinbettung immer
mehr an Boden verliert, vor allem auch deshalb, weil sie in
vielen Fällen durch die Zelloidin - Paraffineinbettung ersetzt
werden kann.

Das Schneiden der Blöcke.

Um die Paraffin- und Zelloidinblöcke zu schneiden, ist es
nötig, sie vorher auf einer harten Unterlage zu befestigen.

Für Paraffinblöcke genügen quadratisch zugeschnittene,
eichene, etwa 1 qcm große Blöcke mit glatten Flächen vollständig, während für Zelloidinblöcke das Stabilit vorzuziehen
ist, da letzteres in dem Alkohol, in dem die Zelloidinblöcke
aufbewahrt werden müssen, so gut wie keine das Präparat
schädigenden Stoffe abgibt, während aus den Holzklötzen mit
der Zeit so viel Gerbsäure extrahiert wird, daß die Färbbarkeit
der Präparate erheblich leidet, ja sogar unmöglich wird.

Um einen Paraffin- oder Zelloidin-Paraffinblock auf einem
eichenen Würfel zu befestigen, schält man ihn zunächst aus
einem Papierkästchen aus, wobei man die mit den Notizen ver-
sehene Stelle des Papiers sorgfältig aufhebt, schneidet sämtliche
Flächen. soweit sie nicht ohnehin schon eben sind, mit einem
Federmesser gut zu, wobei man auf der Oberseite des Blockes
eine genügende Paraffinmenge stehen läßt. die nachher als
Sockel des Präparates dient. Nun wird eine beliebige, völlig
reine Fläche des Holzklotzes den Bruchteil einer Sekunde an
die Gasflamme gehalten und so erwärmt, der (kalte) Paraffin-
block mit der oberen Fläche nach unten der erwärmten Holz-
fläche gut angedrückt, mit einem heiß gemachten Spatel dicht

am Holzklotz umfahren, wobei das nur ganz wenig abschmelzende Paraffin einen innigen Zusammenhang zwischen Block und Holz herstellt; nach dem Erkalten, das in wenigen Minuten erreicht wird (ev. im Sommer kurzes Eintauchen in kaltes Wasser), ist der Block schnittfertig. Zelloidinblöcke werden mit einem Tropfen dickflüssigen Zelloidins auf den Stabilitklotz aufgeklebt, etwas an der Luft getrocknet und alsdann wieder in 70 proz. Alkohol zurückgebracht, worin sie bis zum Schneiden und nach dem Schneiden verbleiben müssen.

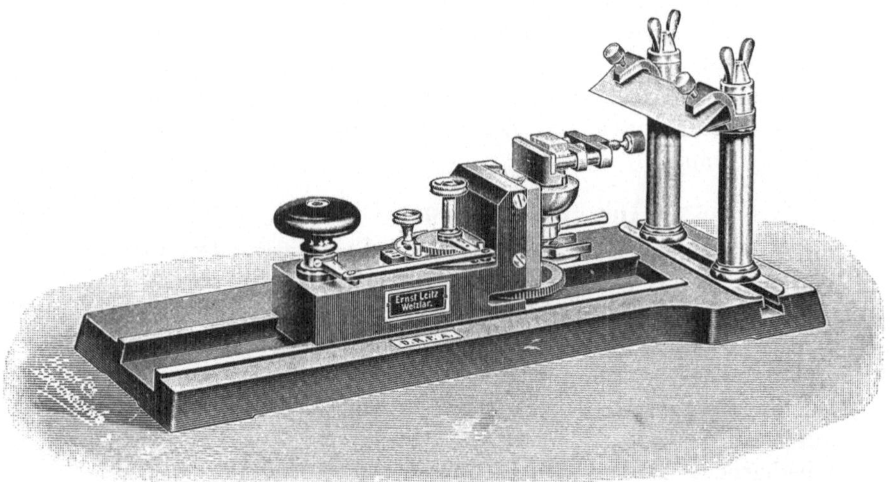

Abb. 2. Grundschlitten-Mikrotom.

Obgleich man auch auf jedem Gefriermikrotom sowohl Paraffin- wie auch Zelloidinblöcke scheiden kann, empfiehlt es sich doch, für das eingebettete Material sich ein eigenes Mikrotom zu halten, das seinerseits wieder für beide Arten Blöcke verwandt werden kann.

Neben den hinlänglich bekannten Schlitten-, Support- und Minotschen Modellen hat sich in den letzten Jahren ein neues Modell die zunehmende Anerkennung fast aller derer erworben, die mit ihm zu arbeiten Gelegenheit hatten, nämlich das sog. Grundschlittenmikrotom.

Wie aus Abbildung 2, die ich der Firma Leitz, Wetzlar, verdanke, ersichtlich ist, zeichnet sich dasselbe durch besondere

Stabilität, elegantes Aussehen und einfaches Handhaben aus, und ist mit gutem Gewissen als das beste zu empfehlen, was zurzeit auf den Markt gebracht wird; der Preis von 240 Mark ist dabei keineswegs hoch bemessen.

Wie ein Blick auf die Abbildung zeigt, ist vorne, an der Objektklemme eine ziemlich lange Schraube angebracht, die beim Vorwärtsschieben des Schlittens, wenn sie zu hoch eingestellt ist, unfehlbar auf die Schneide des Messers stößt und so das Messer schwer schädigt. Um dieser Gefahr aus dem Wege zu gehen, neigt man entweder die Objektklemme in ihrem Kugelgelenk so sehr nach vorne, daß auch bei allerniedrigsten Blöcken ein Anstoßen der Schraube unmöglich ist, oder aber man setzt die ganze Objektklemme rechtwinklig zum Schlitten ein, was man durch Lösen dreier Schrauben selbst ohne weiteres bewerkstelligen kann. Dadurch ist jede Kollision zwischen Messer und Klemmschraube ausgeschlossen.

Unerläßlich sind ferner für beide Arten der Einbettung, sowie für das Gefrierschneiden verschieden geschliffene Messer, so daß man bei Bestellung stets anzugeben hat, für welchen besonderen Zweck die Messer benutzt werden sollen.

Um die Präparate zu schneiden, klemme man die Holz- oder Stabilitblöcke so fest als möglich in die Klemmschraube des Mikrotoms ein, schneide im allgemeinen Paraffinblöcke mit gerade gestelltem Messer, Zelloidinblöcke mit schräg gestelltem Messer, wobei es bei der ersten Messerstellung ratsam ist, die Säulen, zwischen welchen das Messer eingeschraubt ist, so nahe aneinander zu stellen, daß der Grundschlitten gerade noch zwischen ihnen durchgeschoben werden kann, wodurch es ermöglicht ist, auch bei gerade gestelltem Messer, von der äußersten Messerspitze abgesehen, die ganze Länge der Schneide auszunutzen, da man bei jedesmaligem Schneiden neuer Blöcke das Messer ganz wenig seitlich verschiebt.

Die gewöhnliche Dicke der Paraffinschnitte sollte 8 μ nicht übersteigen. In dieser Dicke lassen sich auf dem Grundschlittenmikrotom bei guter Technik selbst Präparate von 2 qcm Fläche mit gerade gestelltem Messer lückenlos schneiden, wenn es nicht gerade besonders harte Objekte sind; letztere (z. B. Knochen, Uterusmuskulatur usw.) können bei 10 ev. 12 μ geschnitten werden, wobei man einmal den Grundschlitten rasch, mitunter auch sehr langsam unter dem Messer durchschieben muß, ev., wenn im Blocke sehr ungleich harte Gewebebestandteile enthalten sind, ist eine mäßige Schrägstellung des Messers angezeigt. Eine allgemein gültige Regel läßt sich nicht aufstellen, man muß von Fall zu Fall probieren.

Schnitte unter 8 μ sind fast zu dünn und durchsichtig und deshalb im allgemeinen nicht zu empfehlen. mit Ausnahme der versilberten Präparate, bei denen 5 μ Schnitte die Regel sein sollten. Schneidet man bei den Paraffinblöcken die dem Messer zunächst liegende Kante des Blockes genau rechtwinklig und parallel zur Messerschneide verlaufend zu, so kann man sich beliebig lange Serien mit Leichtigkeit schneiden. da dann ein Schnitt am andern kleben bleibt. Immer aber muß man ab und zu mit etwas Xylol das Messer, namentlich auch an seiner Unterfläche vorsichtig reinigen.

Zelloidin-Paraffinschnitte werden ebenfalls in derselben Art und Weise und in den gleichen Dicken geschnitten. Während des Schneidens schiebt man die einzelnen Schnitte. im Falle sie sich rollen sollten. mit einem feinen trockenen Haarpinsel auf die Messerklinge, meistens gleiten sie aber von selbst hinauf.

Die einzelnen Schnitte werden sofort mittelst des Pinsels vom Messer abgenommen und in einer Anzahl von etwa 10 bis 12 zunächst in einer trockenen. reinen Petrischale aufbewahrt.

Da das Messer beim Schneiden sehr bald etwas von seiner Schärfe einbüßt, so empfiehlt es sich sehr, beim Schneiden mehrerer Blöcke, und man kann bis zu 20 Blöcke unmittelbar nacheinander mit derselben Stelle des Messers schneiden, dieselben in einer gewissen Reihenfolge zu verarbeiten. indem man zuerst die weicheren. dann erst die härteren und zuletzt die ganz harten Blöcke vornimmt.

Die Schnitte werden nun am besten in folgender Weise aufgezogen: Nachdem man sich zuvor die nötige Anzahl Objektträger mit 70 proz. Alkohol gut abgerieben hat, wird eine völlig reine Emaille-Entwicklungsschale für photographische Zwecke in der Größe von 13 $\times$ 18 oder 18 $\times$ 24 cm mit kaltem Wasser gefüllt und soviel kochendheißes Wasser dazu gegeben. daß die Hand die Wasserwärme noch gut ertragen kann (etwa 40° C). Auf die Wasseroberfläche werden nun mit einem feuchten (nicht rassen) feinen Haarpinsel die in der Petrischale aufbewahrten Schnitte einzeln gebracht, wo sie sich alsbald glatt ausbreiten. Tun sie das nicht, dann ist das Wasser nicht warm genug, schmilzt das den Schnitt umgebende Paraffin, dann ist das Wasser zu heiß. Man sucht sich nun aus den Schnitten etwa sechs der schönsten aus, zieht sie derart auf die Objektträger auf, daß man je nach der Größe der Schnitte einen oder mehrere mit einer Präpariernadel vorsichtig auf einen schräg ins Wasser gehaltenen Objektträger schiebt, die Schnitte möglichst in der Mitte des Objektträgers anordnet, letzteren langsam wieder aus dem Wasser herauszieht und das Wasser auf Fließpapier abfließen läßt.

Alsdann hält man den Objektträger zwischen Daumen und Zeigefinger fest, entfernt das ihm noch anhaftende Wasser durch mehrmaliges kurzes ruckweises Auf- und Abwärtsbewegen (trockenes Abspritzen), wobei die Schnitte sich fest der Unterlage anschmiegen und bringt die so beschickten Objektträger auf mindestens $^1/_2$ Stunde in das obere Abteil das Paraffinschrankes, nach welcher Zeit die Schnitte vollständig trocken sind und weiter behandelt werden können, ohne Gefahr des Wegschwimmens.

Nur chromfixierte Präparate haften nicht mittelst dieser sog. Kapillarattraktion am Objektträger fest; letzterer muß vielmehr in diesem Falle mit einer Glyzerineiweißmischung in der Weise bestrichen werden, daß man einen Tropfen der genannten Mischung auf die Mitte des Objektträgers bringt, mit dem gut gereinigten Daumenballen diesen Tropfen möglichst dünn und gleichmäßig über den Objektträger ausstreicht, letzteren einige Male kurz durch die Gasflamme zieht und dann erkalten läßt. Alles weitere wie oben.

Anmerkung: Die Glyzerineiweißmischung wird hergestellt, indem man Eiereiweiß zu Schnee schlägt, letzteres filtriert, was Tage in Anspruch nimmt, und die gleiche Menge Glyzerin zugibt.

Zelloidinblöcke werden mit stark schräg gestelltem Messer geschnitten, wobei es auch bei bester Technik nicht gelingt, so dünne Schnitte zu erhalten wie beim Paraffin; zwischen 15 bis 25 μ Schnitte ist die Regel. Beim Schneiden ist Messer und Präparat im allgemeinen immer feucht zu halten, was beim Grundschlittenmikrotom sehr bequem durch einen seitlich angebrachten Tropfapparat (s. Abb. 3) erreicht wird, aus welchem dauernd 70proz. Alkohol in genau zu regulierender Menge auf das Messer tropft.

Die Schnitte werden in 70proz. Alkohol aufbewahrt und aus freier Hand gefärbt, da das Aufziehen auf Objektträger viel umständlicher und unsicherer ist als bei Paraffinschnitten.

Nach dem Färben geschieht die Konservierung der Präparate auf verschiedene Weise.

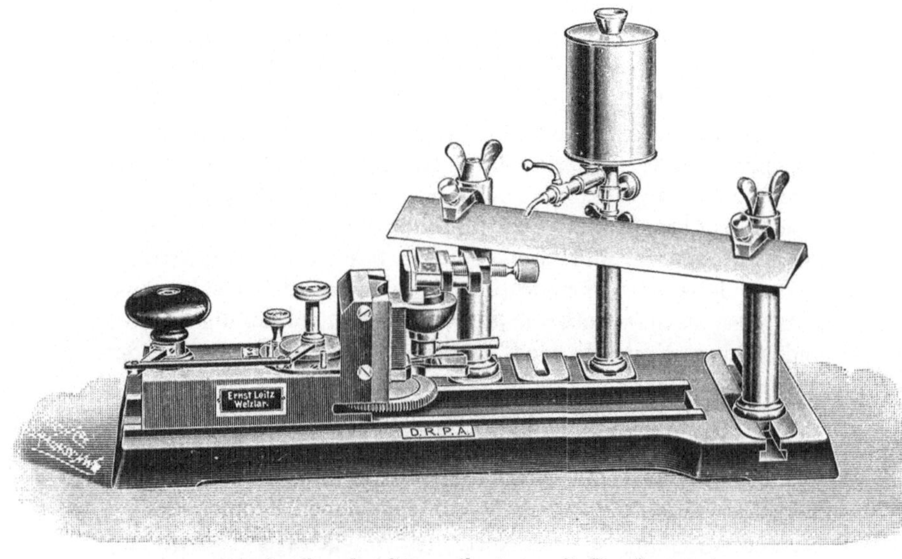

Abb. 3. Grundschlittenmikrotom mit Tropfapparat.

Die mit Fettfarbstoffen gefärbten Gefrierschnitte werden in Glyzerin eingeschlossen, da sie nicht mit Alkohol in Berührung bleiben dürfen.

Die mit metachromatischen Farbstoffen (cf. S. 24) gefärbten Präparate werden mit Lävulosesyrup bedeckt; seine Zubereitung ist folgende:

Fruchtzucker wird mit knapp dem gleichen Volumen destillierten Wassers angerührt, 24 Stunden in den Brutschrank gestellt, worauf die sehr dickflüssige Lösung gebrauchsfertig ist.

Die meisten übrigen Präparate werden in aufsteigendem Alkohol entwässert, mit einem sogenannten Vorharz (d. h. einer

Substanz, die sich mit Kanadabalsam gut verbindet) durchtränkt und aufgehellt. Solche Vorharze sind Origanumöl, Zedernöl, Bergamotöl, Nelkenöl und vor allem Xylol. Nach der Aufhellung werden die Schnitte alsdann mit einem Tropfen neutralen Kanadabalsams beschickt und mit einem gut gereinigten Deckgläschen bedeckt.

Der gewöhnliche Kanadabalsam schädigt, weil sauer reagierend, manche Färbungen, weshalb man besser neutralen Balsam benützt. Aus demselben Grunde ist auch das saure Karbolxylol als wasserentziehendes Vorharz nicht zu empfehlen.

Verdünnungsmittel für Kanadabalsam ist Xylol.

Bei eingebetteten Präparaten, die nicht mit Alkohol in Berührung gebracht werden dürfen (z. B. Fibrinfärbung) wird zur Wasserentziehung und Aufhellung Anilinöl verwandt.

Da das reine Anilinöl auch kräftig die Farben auszieht, verwendet man im allgemeinen Anilinxylolgemische, die je nach dem höheren oder niedrigeren Anilinölgehalt schneller oder langsamer entfärben. Im allgemeinen nimmt man auf 2 Teile Anilinöl 1 Teil Xylol, wird sich aber oft veranlaßt sehen, mehr Xylol dazuzugeben, ev. bis 10 Teile Xylol auf 2 Teile Anilinöl, je nachdem man eine schnellere oder langsamere Entfärbung und die damit Hand in Hand gehende Differenzierung (cf. S. 25) erreichen will.

Das Anilinöl muß alsdann gründlich durch Xylol entfernt werden, worauf die Präparate ebenfalls in Kanadabalsam eingeschlossen werden.

Allgemeines über Färbungen.

Mit dem Färben der Präparate bezweckt man eine deutlichere Darstellbarkeit und Erkennung der einzelnen Gewebskomponenten, wobei die Tatsache von größter Bedeutung ist, daß die einzelnen Bestandteile des Gewebes gewisse Farbstoffe leichter aufnehmen als andere, d. h. daß die Affinität der Gewebselemente zu Farbstoffen eine verschiedene ist.

Daher unterscheidet man seit langer Zeit zwischen sog. Kern- und Protoplasmafarbstoffen, ohne daß dieselben scharf voneinander getrennt werden können, denn jeder Kernfarbstoff ist bei genügend langer Färbung auch Protoplasmafarbstoff. Je nachdem der Farbstoff an eine Base oder eine Säure gebunden, in Verwendung kommt, spricht man von basischen Farbstoffen (im allgemeinen Kernfarbstoffen) sauren Farbstoffen (im allgemeinen Protoplasmafarbstoffen), während man beim Zusammenbringen von gewissen basischen und sauren Farbstoffen sog. neutrale Farbstoffe erhält. Dementsprechend bezeichnet man Zell- und Gewebselemente, die zu den einzelnen eben bezeichneten Farbstoffen stärkere Affinität besitzen, als basophil, azido- oder oxyphil und neutrophil.

Für den gewöhnlichen Bedarf verwendet man zum Färben der Präparate zwei Farbstoffe, einen sog. Kern- und einen Protoplasmafarbstoff (Doppelfärbung), mitunter aber auch drei, vier und fünf, je nachdem man außerdem noch anders färbbares Gewebe im Schnitte darzustellen beabsichtigt.

Erhält man schon bei der Färbung mit einem, chemisch einheitlichen Farbstoff eine deutliche Mehrfärbung oder doch wenigstens deutlich unterscheidbare Farbennuancen, so nennt man diese Erscheinung Metachromasie, die Farbstoffe demnach metachromatisch, die Gewebselemente chromotop. Solche metachromatische Farbstoffe sind: Jod, Methylviolett, Thionin, Methylenazur, Kresylviolett RR, Safranin, Neutralrot. Die hauptsächlichen chromotropen Gewebe sind: Knorpelgrundsubstanz, Mastzellengranula, Schleim, Amyloid. Außer dem gelben Jod, dessen metachromatische Nuance bei Gegenwart von Amyloid und Glykogen braun, bei Gegenwart von Stärke blau ist, ist bei den blauen oder violetten Farbstoffen Methylviolett, Thionin, Methylenazur, Kresylviolett RR die metachromatische Nuance rot, bei den roten Farbstoffen Safranin und Neutralrot orange.

Wenngleich bei den einzelnen Färbungen in der Regel die Zeitdauer angegeben ist, während welcher das Präparat mit der Farbe in Berührung sein soll, so kann es sich immer nur um ungefähre und annähernde Zeitbestimmungen handeln, da so gut wie alle Farblösungen ihre färbende Kraft dauernd ändern. Die einen Farbstoffe färben am stärksten und besten, wenn sie ganz frisch bereitet sind, andere erreichen ihr Färbungsoptimum nach einigen Stunden, andere erst nach Tagen, Wochen und selbst Monaten. So kommt es, daß man in Wirklichkeit kaum eine irgendwie genaue Zeit angeben kann, nach welcher die Färbungen vorgenommen werden sollen.

Es ist demnach unumgänglich notwendig, daß der Färbende selbst die Intensität seiner Farbstoffe jederzeit genau kennt, die er ab und zu immer wieder durch Kontrollfärbungen eruieren kann. So wird der Geübte sehr bald sich nicht mehr an die vorgeschriebenen Zeiten halten, sondern nach eigenem Gutdünken und Empfinden verfahren.

Als allgemeine Regel merke man sich, daß die Hämateïn-Karmin- sowie die verschiedenen Elasticafarbstoffe mit zunehmendem Alter intensiver färben (reifen), während die Eisenhämatoxylinlösung, die Fettfarbstoffe, die Farblösungen zur Blutfärbung ihre färberische Kraft allmählich verlieren und verderben.

Es ist deshalb bei den folgenden Vorschriften für die einzelnen Färbungen das ungefähre Färbungsoptimum immer neben der Färbezeit und der Farblösung angegeben, wobei natürlich immer ein gewisser Spielraum für die Verwendbarkeit der Farblösungen gegeben ist.

Bei den Kernfärbungen mache man es sich zur Regel, immer und absichtlich stark zu überfärben, wobei stets auch das übrige Gewebe mehr oder minder stark mitgefärbt wird. Durch geeignete Maßnahmen, i. e. durch das sog. Differenzieren, ist es ein leichtes, den Farbstoff wieder aus dem übrigen Gewebe zu entfernen, ohne die intensive Kernfärbung wesentlich zu schädigen. Die Präparate werden viel schöner und kontrastreicher durch diese, wie man sie nennt, regressive Methode, als wenn man gerade den Zeitpunkt erwischt, in welchem die Kerne selbst zwar gefärbt, das übrige Gewebe aber noch ungefärbt erscheint (progressive Methode).

Alle die Flüssigkeiten, die imstande sind, gefärbte Präparate ganz oder teilweise wieder zu entfärben, nennt man Differenzierungsflüssigkeiten; dieselben sind in der histologischen Technik so wichtig und unentbehrlich, daß man ruhig sagen kann, das ganze Geheimnis einer schönen Färbung beruht auf dem richtigen Differenzieren.

Als Differenzierungsmittel sind vor allem in Gebrauch: destilliertes Wasser, Leitungswasser, schwache Essigsäure- und Ammoniaklösungen, Anilinöl, Methylalkohol, Alkohol der verschiedensten Konzentration, salzsaurer Alkohol von der Zusammensetzung

70 proz. Alkohol 100,0 ccm   } gewöhnlich 1 proz.
offiz. Salzsäure   1—5,0 ccm

Man beachte: Bei Doppel- oder Mehrfachfärbungen nie eine neue Farbe aufs Präparat bringen, ehe die vorhergehende sich nicht vollständig auf das Gewebe zurückgezogen hat, das elektiv gefärbt werden soll und aus allem übrigen Gewebe vollständig entfernt ist. Dabei ist unerläßlich, daß man nach jeder Färbung, nach jedem Differenzieren oder Wässern den Schnitt für einen Augenblick unter dem Mikroskop kontrolliert, indem man einfach die Unterseite des Objektträgers mit einem Leinwandstückchen (altes Taschentuch) trocken wischt. Wo nicht ausdrücklich anders vermerkt, sind die wässerigen Lösungen der Chemikalien und Farben mit Aqua destillata zubereitet.

Es ist selbstverständlich, daß sowohl bei der Zubereitung der Farblösungen als auch beim histologischen Arbeiten peinlichste Sauberkeit unerläßlich ist, wie man es sich auch zur Regel machen sollte, die Farblösungen vor und nach dem Gebrauch zu filtrieren, soweit man sich dieselben nicht in ganz kleinen Quantitäten (10 ccm-Flaschen) auf dem Arbeitstische bereit hält.

Während die nicht aufgezogenen Schnitte (Gefrier-Zelloidin) ohne weiteres gefärbt werden können, wobei man den Transport derselben von einer Flüssigkeit zur anderen am zweckmäßigsten mit Glasnadeln oder Glasspateln bewerkstelligt, müssen die auf Objektträger aufgezogenen Paraffinschnitte in der Regel vorher entparaffiniert werden. Unter den verschiedenen Methoden, aufgezogene Schnitte zu behandeln, ist die sog. Tropfglasmethode wohl die beste.

Zu diesem Zwecke hält man sich alle Farblösungen, Differenzierungsflüssigkeiten usw. in kleinen, etwa 10 bis 20 ccm fassenden Gläschen, die einen mit einer Gummikappe versehenen Tropfenzähler als Stöpsel enthalten. Um nun die Paraffinschnitte färben zu können, werden dieselben zunächst mit wenigen Tropfen Xylol beschickt, das das Paraffin auflöst, wobei man die Objektträger sei es in der Hand oder in den schon früher erwähnten Sonneckenschen Siegellackhaltern etwas hin- und herbewegt, das Xylol in eine bereitstehende Schale abgießt, und diese Manipulation etwa zwei- bis dreimal wiederholt, wobei die Schnitte vollständig durchsichtig werden. Um die Schnitte alsdann weiterhin für alkoholische oder wässerige Farblösungen aufnahmefähig zu machen, müssen sie zunächst mit wenigen Tropfen absoluten Alkohols beschickt werden, der seinerseits das noch im Schnitt enthaltene Xylol entfernt, wobei die Schnitte wieder vollständig undurchsichtig werden. Dabei ist dann sofort zu erkennen, ob etwa noch Paraffin im Schnitte vorhanden ist, in welchem Falle nochmals etwas Xylol in Anwendung kommen muß. Nach dem absoluten Alkohol folgt 96 proz., 70 proz., alsdann der Farbstoff, wenn er in alkoholischer Lösung sich befindet, oder zunächst Leitungswasser, wenn es sich um einen wässerigen Farbstoff handelt.

Müssen die Schnitte auf Stunden oder gar Tage mit der Farblösung in Berührung bleiben oder sehr lange gewässert werden, so empfiehlt es sich sehr, dieselbe in den schon genannten Glasfärbekasten unterzubringen, die bis zu 10 Objektträger zu fassen imstande sind. Die dazugehörigen Glasdeckel schützen vollständig vor jeder Verunreinigung.

Gefrier- und Zelloidinschnitte ihrerseits werden in möglichst großen, flachen (Petri-) Schalen gefärbt, in denen die Farblösungen in nicht zu hoher Schicht enthalten sind, damit die Präparate in ihr noch leicht zu erkennen sind, was beim Hochheben der Schalen, eventuell noch über einer Lichtquelle, so gut wie immer möglich ist. Dabei ist stets darauf zu achten, daß die einzelnen Schnitte nicht aufeinander zu liegen kommen, da sie sonst leicht nur teilweise oder gar nicht gefärbt werden.

Spezieller Teil.

Die Fett-Färbungen.

Scharlach R, resp. Sudanfärbung.

Rc. Scharlach R oder Sudan III   0,5 g
70 proz. Alkohol   100,0 ccm

Frisch bereitete Lösung, wird nach einigen Wochen schlecht, wobei sie eine wesentlich hellere Farbe annimmt.

Anwendung: Gefrierschnitte nach Formolfixierung

1. in 50 proz. Alkohol auf 3 Minuten,
2. in die Farblösung auf 10 Minuten,
3. in 50 proz. Alkohol auf 3 Minuten,
4. in destilliertes Wasser,
5. alsdann Nachfärben in alkalischer Hämalaunlösung (cf. S. 30),
6. Einschluß in Glyzerin,

oder 7. Nachfärben mit Gentianaviolett (cf. S. 39), wenn es sich nebenbei um Amyloid handelt.

Fett und fettartige Stoffe scharlach- bis orangerot, Kerne blau.

Die Scharlach-Hämalaunfärbung ist für Gefrierschnitte die Färbung der Wahl; sie ermöglicht, in kürzester Zeit sehr instruktive und lehrreiche, dabei tadellos gute Präparate zu erhalten, und man sollte es sich zur Regel machen, Gefrierschnitte zunächst nach dieser Methode zu färben.

Um Dauerpräparate zu erhalten, genügt es vollständig, die auf Objektträger aufgezogenen Schnitte mit Glyzerin und Deckgläschen zu bedecken, und mit irgendeinem Deckglaskitt oder mit Paraffin derart zu umrahmen, daß man mit einem heiß gemachten Spatel den Kitt oder das Paraffin schmilzt, zunächst an jede Ecke des Deckgläschens eine Perle setzt, um dasselbe

an seitlicher Verschiebung zu hindern; nun wird das etwa unter
dem Deckgläschen hervorquellende Glyzerin sorgfältig mit Fließpapier abgesaugt, der Objektträger gut abgetrocknet, etwaige
Luftblasen mit einer Nadel vorsichtig ausgedrückt und die vier
Seiten des Deckgläschens gut mit dem Kitt ausgegossen. An
eingebetteten Präparaten kann die Färbung nicht ausgeführt
werden, da beim Einbetten alles Fett gelöst wird.

Makroskopische Fettfärbung.

Die zur Fettfärbung bestimmten Organe, Organteile oder
Präparate werden in frischem Zustande gut aufgespannt (z. B.
Aorta) oder gut mit Watte ausgestopft (z. B. Herz) und als-
dann auf 2 bis 3 Tage in 10 proz. Formalinlösung fixiert.

Alsdann kommen sie in eine reichliche Menge verdünnter
Scharlach R- oder Sudan III-Lösung, die man sich dadurch herstellt, daß man 100 ccm der oben angegebenen Originallössung
mit 400 ccm 50 proz. Alkohol verdünnt. In dieser Lösung
bleiben die Präparate 2 bis 3 Tage, eventuell etwas länger oder
kürzer, werden dann auf 1 Tag in 50 proz. Alkohol gebracht,
in Wasser gut abgespült und dann dauernd in 10 proz. Formalinlösung aufbewahrt.

Eine Nachfärbung ist nicht angezeigt.

Auf diese Weise lassen sich vor allem sklerotische Gefäße,
Aortenaneurysmen, die Döhle-Hellersche Aortitis prachtvoll
färben, sowie Herzverfettungen, ja sogar isolierte Verfettung
des Reizleitungssystems des Herzens wunderschön zur Darstellung bringen (Mönckeberg).

Die Hämalaunfärbungen.

Von den zahlreichen Vorschriften für Hämalaunfärbungen
kann man sich mit wenigen begnügen.

Für den gewöhnlichen Gebrauch im Laboratorium sind
hauptsächlich zwei Lösungen in Verwendung

A. die alkalische Hämalaunlösung nach P. Mayer von der
Vorschrift:

α) Hämateïn pulv.   1,0 g

90 proz. Alkohol   50,0 ccm

Durch leichtes Erwärmen zu lösen.

β) Alaun pulv.   50,0 g

Aq. destillata   1000,0 ccm

Man gießt α und β zusammen, läßt die Lösung, die übrigens unmittelbar färbt, besser noch in weitem offenen Gefäß einige Tage stehen, bis sie ordentlich nachgedunkelt hat, und filtriert.

B. Die saure Hämalaunlösung nach P. Mayer, Vorschrift wie A, nur daß nach dem Filtrieren auf 100 ccm Lösung 2 ccm Eisessig zugesetzt wird.

Während Lösung A tiefblau erscheint, ist Lösung B mehr rötlichblau.

Die Lösung A ist eine der geeignetsten Flüssigkeiten, um an Gefrierschnitten rasch eine gute Kernfärbung zu erhalten. und wird hierbei entweder allein und zweckmäßig als Nachfärbung bei vorhergegangener Fettfärbung benützt (cf. S. 28).

Vorschrift zur Färbung.

Gefrierschnitte kommen

1. in die alkalische, 4 bis 6 Wochen alte Hämalaunlösung (A) auf 2 bis 4 Minuten,

2. Abspülen in Leitungswasser,

3. Untersuchung in Glyzerin.

Zellkerne, Kalk, eventuell Bakterien schön dunkelblau.

Die Lösung B wird hauptsächlich bei eingebettetem Material zweckmäßigerweise verwandt.

Vorschrift zur Färbung.

Die entparaffinierten und durch Alkohol bis zu Wasserleitungswasser herabgeschickten Präparate kommen, am besten in Glasfärbekästen

1. in die saure, 4 bis 6 Wochen alte Hämalaunlösung auf $^1/_2$ Stunde,

2. Abspülen in Leitungswasser, in dem die anfänglich rötlichen Schnitte nach kurzer Zeit tiefblau werden.

3. Kurzes Differenzieren (2 bis 3 Sekunden) in 1 proz. salzsaurem Alkohol, in dem die Schnitte wieder leicht rötlich gefärbt werden.

4. Erneutes Abspülen in Leitungswasser in dem die blaue Farbe nach kurzer Zeit wieder auftritt.

5. Kontrollieren unter dem Mikroskop, ob der Farbstoff sich ganz auf die Kerne zurückgezogen hat und ob alles übrige

Gewebe ungefärbt erscheint; wenn dem nicht so ist, erneutes kurzes Differenzieren und Abspülen in Leitungswasser, bis die Schnitte wieder schön blau sind.

6. Trockenes Abspritzen der Präparate (s. S. 21).

7. Nachfärben in alkoholischer Eosinlösung von der Vorschrift:

Alcoh. Eosin pulv.   0,5 g   ⎱ frisch bereitet; hält sich
90 proz. Alcohol   250,0 ccm ⎰ unbegrenzt lange
10 bis 30 Minuten.

8. Abspülen in Leitungswasser (5 Minuten bis 1 Stunde), ab und zu unter dem Mikroskop kontrollieren, da die einzelnen Präparate das Eosin verschieden rasch wieder abgeben.

9. Absoluter Alkohol, in dem noch etwas Eosin ausgezogen wird, daher im Wasser nicht zu viel ausziehen lassen; den Alcohol abs. kurz zwei- bis dreimal wechseln.

10. Xylol, Kanadabalsam

oder

7a. Nachfärben in alkoholischer Säurebraunlösung (Lubarsch) von der Vorschrift

Säurebraun pulv.   2,0 g   ⎱ frich bereitet; hält
50 proz. Alkohol   100,0 ccm ⎰ sich unbegrenzt lange
Unter vorsichtigem Erwärmen lösen, nach dem Erkalten filtrieren.

Färbedauer 30 bis 60 Min.

8a. Differenzieren in Alkohol absolutus, bis sich die dunkelblauen Kerne schön von der hellbraunen Umgebung abheben (unter dem Mikroskop kontrollieren).

9a. Xylol, Kanadabalsam.

Zellkerne, Kalk, eventuell Bakterien tief dunkelblau, Protoplasma, Bindegewebe und Muskulatur sowie Colloid rosa oder hellbraun, rote Blutkörperchen leuchtend eosinrot oder zitronengelb.

Man zieht die Färbung gerne in Anwendung überall da, wo sich rote Blutkörperchen in großer Menge finden, ferner auch gerne zur Darstellung der oxi-(i. e. eosino-)philen Granulationen.

Beide Hämalaunlösungen halten sich sehr lange, dunkeln stark nach (reifen), wobei die Färbezeit allmählich beträchtlich herabgesetzt werden kann.

Die Eisenhämatoxylin-Säurefuchsinfärbung nach Weigert-van Gieson.

A. Hämatoxylin pur. cryst.   1,0 g
   96 proz. Alkohol   100,0 ccm

B. Liq. ferri sesquichlorati   4,0 „
   Aq. destillata   95,0 „
   Acid. sulfuric. off.   1,0 „
   (nicht acid. hydrochl.)

C. Acid. picronitric. cryst.   1,0 g
   Aq. destillata   100,0 ccm   frisch bereitet,
     solve, filtra!   hält sich
   Adde Fuchsin S   0,1 g   unbegrenzt
   in Aqua destillata   · 10,0 ccm   lange
     filtra!

Zum Gebrauch mischt man A und B zu gleichen Teilen (Mischung soll einige Stunden alt sein, ist zunächst tiefschwarz, wird bald mehr braunschwarz und ist nach 3 bis 5 Tagen nicht mehr zu gebrauchen, deshalb immer nur kleine Quantitäten sich anmachen).

Wenngleich auch Gefrierschnitte damit gefärbt werden können, ist doch Einbettung (vor allem Paraffineinbettung) vorzuziehen.

Färbung. Die entparaffinierten und bis zum 70 proz. Alkohol herabgeschickten Schnitte kommen:

1. in die einige Stunden vorher bereitete Mischung auf 10 Minuten;

2. Abspülen in Leitungswasser, in dem sie tief blauschwarz werden (5 Minuten);

3. ganz kurzes Differenzieren in 1 proz. salzsaurem Alcohol (1 bis 2 Sekunden), in dem sie einen leicht rötlichen Farbenton annehmen;

4. Abspülen in Leitungswasser, bis die Schnitte wieder blauschwarz sind;

5. unter dem Mikroskop kontrollieren, ob die Farbe sich ausschließlich auf die Kerne zurückgezogen hat; wenn nicht, nochmaliges kurzes Differenzieren und Abspülen in Leitungswasser,

6. Abspritzen des Objektträgers (cf. S. 21);

7. Mischung C für 15 Sekunden, dann sofort ohne zu wässern

8. absoluter Alkohol, der zwei- bis dreimal erneuert wird;

9. Xylol, Kanadabalsam.

Kerne, Kalk, ev. Bakterien tief blauschwarz, Protoplasma gelb, Bindegewebe und dessen Abkömmlinge schön rot, Muskulatur grüngelb, rote Blutkörperchen zitronengelb, Russelsche Körperchen goldgelb, Neuroglia schmutziggelb, Schleim tiefrot, hyaline Substanz tiefrot oder mehr gelbrot, Amyloid und Colloid gelb.

Diese Färbung ist für eingebettetes Material, namentlich Paraffinschnitte, eine der schönsten und instruktivsten und gibt so ausgezeichnete Resultate, daß sie als vorläufig orientierende Färbung immer angewandt werden sollte, da sie einerseits ohne weiteres einen guten Fingerzeig abgibt, was sonst für Färbungen noch angezeigt erscheinen, andererseits auch mit einer ganzen Reihe anderer Färbungen (z. B. Elastica, Schleim) kombiniert werden kann.

Berlinerblaureaktion.

1. Ferrozyankalium   5,0 g ⎫
   Aq. destillata   100,0 g ⎭ frisch bereiten

2. 2 bis 5 proz. Salzsäure-Alkohol.

Gefrierschnitte oder Paraffineinbettung, bei letzterer ev. Aufkleben der Schnitte mit Eiweißglyzerin; erstere nur mit Glasnadeln zu berühren (überhaupt kein Metall mit den Schnitten in Berührung bringen).

1. In der Ferrozyankaliumlösung 4 bis 6 Std., hierauf direkt

2. in den salzsauren Alkohol für 6 bis 12 Std.;

3. Nachfärben in salzsaurem Karmin (s. S. 34);

4. entweder Glyzerin oder aufsteigender Alkohol, Xylol, Kanadabalsam.

Die Methode gestattet nur den Nachweis von Eisenoxydverbindungen; handelt es sich darum, sämtliches Eisen, also auch die Oxydulverbindungen, nachzuweisen, muß man seine Zuflucht nehmen zu der Hallschen Methode (zit. nach Schmorl):

Alle Präparate, mit Ausnahme des Darmes, kommen frisch, d. h. ohne vorherige Fixierung, auf 24 Std. in folgende Lösung:

Schwefelammonium 30,0 ccm
Alcohol absolut.   70,0 ccm;

der Darm dagegen in folgende Lösung:

>   Schwefelammonium   5,0 ccm
>   Aq. destillata   25,0 ccm
>   Alcohol absolut.   70,0 ccm.

Nachhärten in aufsteigendem Alkohol, Einbetten in Paraffin. Aufkleben der Schnitte mit Eiweißglyzerin.

Die entparaffinierten Schnitte kommen auf 20 Minuten in folgende Lösung:

>   Aq. destill.   100,0 ccm
>   Ferrozyankalium   1,5 ccm
>   Salzsäure   0,5 ccm.

Abspülen in Wasser.

Nachfärben in salzsaurem Karmin, aufsteigendem Alkohol, Xylol, Kanadabalsam.

Eisenablagerungen blaugrün, Zellkerne rot.

Makroskopische Eisenfärbung. Die gut durchfixierten Präparate werden gründlich gewässert, dann 2 Tage in die oben angegebene Ferrozyankaliumlösung (5,0 g auf 100,0 ccm H_2O) gebracht, hierauf in eine $2^1/_2$ bis 5 proz. wässrige Salzsäurelösung, bis sie schön blau erscheinen (nimmt Tage in Anspruch). Keine Kernnachfärbung. Aufbewahren in öfter zu wechselndem 70 proz. Alkohol.

Die Präparate sehen sehr schön aus (z. B. Nieren bei perniciöser Anämie), wenngleich die Tiefenwirkung der Eisenreaktion eine sehr geringe ist.

Karminfärbungen.

A. Carmin opt. pulv.   4,0 g   ⎫   hält sich lange,
   Aq. destillata   15,0 ccm   ⎬ färbt mit zunehmendem
   Acid. hydrochloric. offic. gutt. XXX⎭   Alter besser

werden vorsichtig (ev. unter dem Abzug) gekocht, bis das Karmin gelöst ist; dann fügt man 95 ccm Alkohol von 85 Proz. hinzu, filtriert die noch heiße Lösung, neutralisiert mit Ammoniak (Vorsicht! wenige Tropfen), bis ein Niederschlag gerade entstehen will und filtriert nach dem Erkalten nochmals (saures alkoholisches Karmin nach P. Mayer).

Färbung. Die Schnitte kommen aus 70 proz. Alkohol

1. in die Farblösung auf 6 bis 12 Stunden;

2. Abspülen in 70 proz. Alkohol, bis keine Farbe mehr abgeht (neben den Kernen ist auch das übrige Gewebe rot gefärbt);

3. kurzes Differenzieren in 1 proz. salzsaurem Alkohol (wenige Sekunden), bis der Farbstoff sich ganz auf die Kerne zurückgezogen hat (unter dem Mikroskop kontrollieren);

4. aufsteigender Alkohol, Xylol, Kanadabalsam.

Cave Wasser, in dem die Karminfärbung vollständig ausgezogen wird.

Best'sches Karmin für die Glykogenfärbung.

B. Carmin opt. pulv. 2,0 g ⎫ färbt sofort, hält sich 3
Calium carbonic. pulv. 1,0 g ⎬ (Sommer) bis 8 Wochen
Chlorkalium 5,0 g ⎭ (Winter)

werden mit 60 ccm destilliertem Wasser in einer Porzellanschale angesetzt (ev. unter dem Abzug), unter stetigem Umrühren mit einem Glasstab vorsichtig zum Kochen gebracht, bis alles in Lösung ist (ca. 10 Minuten sind dazu erforderlich), hierauf erkalten lassen. Nach vollständigem Erkalten werden 20 ccm Liq. ammonii caustici hinzugegeben, nochmals gut durchgerührt und die Lösung in gut verschließbarer Flasche mit Glasstöpsel aufbewahrt.

Kurz vor dem Färben wird aus dieser Stammlösung, am besten in einem graduierten Zylindergefäß von 10 ccm Inhalt, folgende Mischung bereitet:

I. Karminstammlösung filtriert 2 ccm ⎫ nach dem Gebrauch
Liq. ammonii caustici 3 ccm ⎬ wegschütten,
Methylalkohol 3 ccm ⎭ da nicht haltbar

gut durchschütteln und gut verschlossen aufzubewahren.

Ferner benötigt man als Differenzierungsflüssigkeit:

II. Alkohol absolutus 10 ccm
Methylalkohol 20 ccm
Aqua destillata 50 ccm

Färbung. Die in Zelloidin oder gerade so gut in Zelloidin-Paraffin (Lubarsch) eingebetteten, in absolutem Alkohol fixierten Präparate werden

1. in saurer Hämalaunlösung vorgefärbt (cf. S. 30), alsdann
2. Färben 15 Minuten lang in Lösung I;

3*

3. Differenzieren in mehrmals zu wechselnder Differenzierungsflüssigkeit II, bis keine rote Farbe mehr abgeht (1 bis 5 Minuten);

4. unter dem Mikroskop kontrollieren, ob die Karminfärbung sich vollständig auf das etwa vorhandene Glykogen zurückgezogen hat, ev. nochmals kurzes Differenzieren;

5. aufsteigender Alkohol, Xylol, Kanadabalsam.

Glykogen prachtvoll karminrot; Zellkerne blau; hellrot Corpora amylacea, die Sekretionszellen des Magens.

Die Benda'sche Färbung der Fettgewebsnekrose.

Nach Formalinfixierung kommen die ganzen zu untersuchenden Stückchen

1. auf 1 bis 2 Tage bei 37 °C in die Weigertsche Neurogliabeize (cf. S. 57), in gut verschlossenem Glase;

2. hierauf für etwa 6 Stunden in fließendes Wasser.

Die Fettgewebsnekrosen sind als grasgrüne Stellen deutlich von der farblosen Umgebung abgesetzt.

3. Hierauf Gefrierschnitte in gewöhnlicher Weise mit Fettfärbung und nachfolgender Hämalaunfärbung (cf. S. 28).

4. Einbetten in Glyzerin, Umranden mit Lack.

Fett scharlachrot, Zellkerne blau, nekrotisches Fett grasgrün.

Die Elastikafärbung nach Weigert und ihre Modifikationen.

Bereitung der Farblösung: Zu 200 ccm destillierten Wassers gibt man in einer Porzellanschale 2,0 g Fuchsin cryst. und 4,0 g Resorzin, erwärmt unter stetem Umrühren mit einem Glasstab, gibt während des Siedens 25 ccm Liq. ferri sesquichlorati offic. hinzu und läßt unter weiterem stetigen Umrühren noch 5 Minuten kochen, wobei sich ein schwarzblauer Niederschlag bildet. Nach dem Erkalten filtrieren. Die durch das Filter gelaufene Flüssigkeit weggießen. Den Filterrückstand läßt man gut abtropfen, ganz trocken braucht er nicht zu sein, bringt ihn in die mittlerweile trocken gewordene (aber nicht gereinigte) Porzellanschale zusammen mit dem Filtrierpapier. Nun kocht man von neuem den Filterrückstand vorsichtig mit 200 ccm 94 proz. Alkohol unter stetem Umrühren 3 bis 5 Minuten, wobei man die Filtrierpapierfetzen gegen Ende der

Kochzeit herausfischt. Nach dem Erkalten filtriert man die Lösung in ein graduiertes Gefäß und füllt das Filtrat mit 94 proz. Alkohol wieder auf 200 ccm Flüssigkeit auf. Nach Zusatz von 4 ccm offizineller Salzsäure ist die Lösung fertig (auch schon fertig von Grübler zu beziehen).

Die Lösung färbt am besten, wenn sie 3 bis 4 Wochen alt ist, hält sich aber einige Monate.

Fixierung beliebig, Einbetten in Paraffin.

Färbung: Die entparaffinierten Schnitte kommen aus 70 proz. Alkohol

1. in die Farblösung auf $^1/_2$ Stunde (3 bis 4 Wochen alte Lösung, bei frischer Lösung etwas länger).

2. Abspülen in 80 proz. Alkohol.

3. Unter dem Mikroskop nachsehen, ob nur die elastischen Fasern schwarz sind; hat sich auch das übrige Gewebe leicht grauschwarz gefärbt

4. Differenzieren in 1 proz. salzsaurem Alkohol, bis das übrige Gewebe vollständig farblos geworden ist (bis zu 6 Stunden unter Umständen).

5. Nachfärben in salzsaurem Karmin (cf. S. 34)

  oder

5 a. Eisenhämatoxylin - Säurefuchsin - Weigert - van Gieson (cf. S. 32). Elastische Fasern schön blauschwarz, Knorpel färbt sich ebenfalls mit.

Statt Fuchsin kann man bei Bereitung der Farblösung auch Vesuvin, Safranin oder Thionin einsetzen, man erhält dann eine braune, rote oder violette Elastikafärbung und schiebt der Kürze halber nach dem Vorschlag von Fischer in die Namen der Farbstoffe die Silbe el ein, spricht also von Fuchselin-, Vesuvelin-, Safranelin-, Thionelinlösung, je nachdem man schwarzen, braunen, roten oder violetten Farbstoff für die Elastikafärbung nach Weigert verwendet.

Die Färbemethode ist dieselbe, wie bei Fuchselin, nur muß man bei den übrigen Farbstoffen (4 Wochen alte Lösungen) länger färben, bei braun und violett 2 Stunden, bei rot 6 Stunden. Statt mit salzsaurem Alkohol differenziert man hier vorteilhaft mit absolutem Alkohol, und erst, wenn der Farbstoff hiermit nicht aus dem übrigen Gewebe sich entfernen läßt, geht man vorsichtig mit salzsaurem Alkohol vor (häufig unter dem Mikroskop kontrollieren).

Als Gegenfärbung empfiehlt sich

bei Vesuvelin saures Hämalaun-Eosin (cf. S. 30),
bei Safranelin saures Hämalaun-Säurebraun (cf. S. 31),
bei Thionelin salzsaures Karmin (cf. S. 34).

Wie bei Fuchselin sich Knorpel blauschwarz färbt, so nimmt er bei Vesuvelin braune, bei Safranelin rote Farbe an.

Kommt es darauf an, Chondrin sicher von Elastin zu unterscheiden, so färbt man nach Schmorl mit Thionelin. Dieser Farbstoff färbt Chondrin echt, d. h. alkoholfest, während er für Elastin nicht alkoholbeständig ist.

Haben sich also in einem Präparat Knorpelgewebsteile gefunden, die sich nach der Weigert-Vorschrift schwarz, braun oder rot färben, so ist es Chondrin, wenn bei einer Thionelinfärbung die Gewebsteile violett sich färben, Elastin, wenn sie ungefärbt bleiben.

Durch die Weigertsche Methode sind die übrigen Methoden der Elastikafärbung überflüssig geworden.

Die Amyloidfärbungen.

Fixierung beliebig, Gefrier- oder Paraffinschnitte.

A. Die Jodreaktion. Die Schnitte kommen auf $^1/_2$ Stunde

1. in Lugolsche Lösung.
2. Abspülen in destilliertem Wasser,
3. Untersuchen in Glyzerin.

Amyloid braungelb, alles übrige strohgelb, Präparate sind nur einige Stunden haltbar.

B. Die Jodschwefelsäurereaktion. Die Schnitte kommen

1. in stark mit destilliertem Wasser verdünnte (weingelbe) Lugolsche Lösung so lange, bis die amyloiden Partien sich gerade braun zu färben beginnen (einige Minuten).

2. Aufziehen auf Objektträger und Bedecken mit Deckglas.

3. Vom Rande des Deckglases einen Tropfen konzentrierter Schwefelsäure zugeben, auf der entgegengesetzten Seite des Deckgläschens mit Fließpapier etwas Flüssigkeit absaugen.

Amyloid blauviolett.

Präparate nicht haltbar.

C. Polychromes Methylenblau. Färbung (nach Schmorl):
Formalinfixierung, Gefrierschnitte, eventuell Paraffineinbettung

1. Färben in polychromem Methylenblau (fertig von Grübler zu beziehen) 15 Minuten.

2. Abspülen unter dem Wasserhahn.

3. Kurzes Eintauchen der Schnitte in $^1/_2$ proz. Essigsäure (ca. 15 Sekunden).

> (Eisessig   0,5 ccm
> Aq. destillata   100,0 ccm)

4. Übertragen der Schnitte auf 2 bis 5 Minuten in eine Alaunlösung von der Zusammensetzung:

> Kaliumalaun pulv.   5,0 g
> Aq. destillata   100,0 ccm

5. Abspülen und Entwässern in mehrmals zu wechselndem Alcohol absolutus, 1 Minute lang.

6. Xylol, Kanadabalsam.

Zellkerne dunkelblau, Protoplasma hellblau, Amyloid hellrot. Dauerpräparate.

D. Methylviolett- oder Gentianaviolettreaktion.
Formalinfixierung, Gefrierschnitte, eventuell Paraffinschnitte.

> Rc. Gentiana- oder Methylviolett pulv.   2,0 g
> Aq. destillata   100,0 ccm

Von dieser Stammlösung stellt man sich eine verdünnte Lösung her, indem man auf 20 ccm destilliertes Wasser höchstens 3 Tropfen der Stammlösung gibt.

Die Schnitte kommen aus destilliertem Wasser

1. auf 12 bis 24 Stunden in die verdünnte Lösung.

2. Darauf in Brunnenwasser, bis keine Farbe mehr abgeht.

3. Unter dem Mikroskop nachsehen, ob das Amyloid rot gefärbt, das übrige Gewebe aber blau erscheint; ist letzteres nicht der Fall,

4. ganz kurzes Differenzieren in der bei C. angegebenen verdünnten Essigsäure,

5. Brunnenwasser, Glyzerin oder besser Lävulose.

Präparate halten sich nicht sehr lange, Amyloid rot. Zellkerne blau.

Die Methode ist nicht so zuverlässig wie die ersten drei, da auch nicht amyloide Teile die Metachromasie aufweisen.

Amyloid färbt sich bei der Weigertschen Eisenhämatoxylin-van Gieson-Methode gelb.

Die Fettfarbstoffe färben Amyloid als solches nicht; nimmt letzteres bei der Färbung mit Scharlach R oder Sudan III einen rosa Farbton an, so rührt das immer von im Amyloid enthaltenem Fette her.

[Beweis: Man bringe einen derartigen Gefrierschnitt auf einige Stunden in absoluten Alkohol, dann zurück in destilliertes Wasser, mache dann die Fettfärbung und die Rosafarbe bleibt aus (Lubarsch)]. ·

Anmerkung: Nach der Anzahl der in sie eingeführten Methylgruppen und der dadurch bedingten Blaustickigkeit der Färbungen bezeichnet man die Methylviolettfarbstoffe als B bis 7 B).

Im Gegensatz zum Methylviolett stellt das Gentianaviolett keinen chemisch-einheitlichen Körper, sondern ein Gemenge dar, bestehend aus Krystallviolett, Methylviolett und Dextrin.

Die Schleimfärbung.

Unter den zahlreichen Schleimfärbungen ist die elektive Färbung mit Mucikarmin (P. Mayer) wohl die schönste.

Da die Zubereitung etwas umständlich ist, hat die Firma Grübler, Leipzig, dasselbe in Substanz in den Handel gebracht.

Die Lösung wird (nach Grübler) zubereitet:

Mucicarmin sicc. pulv.   2,0 g   } unter Erwär-
50 proz. Alkohol   100,0 ccm } men lösen

Nach dem Erkalten filtrieren.

Diese Stammlösung hält sich unbegrenzt lange.

Färbungen gelingen in unverdünnter oder auch verdünnter Lösung (Stammlösung 1 : Leitungswasser 10).

Als Gegenfärbung empfiehlt sich die Weigertsche Eisenhämatoxylin-van Gieson-Färbung (cf. S. 32) in der Weise, daß die Präparate zuerst durch die Eisenhämatoxylinlösung eine schöne Kernfärbung erhalten, alsdann

1. 15 Minuten in der verdünnten oder 3 bis 5 Minuten in der Stammlösung (erstere vorzuziehen).

2. Abspülen in Leitungswasser bis keine Farbe mehr abgeht (wenige Sekunden).

3. Kontrollieren unter dem Mikroskop, ob aller Schleim schön rotviolett gefärbt ist, eventuell 1 und 2 wiederholen.

4. Objektträger gut abspritzen.

5. Weigerts Säurefuchsin usw. wie sonst.

Der prachtvoll rotviolette Schleim hebt sich so deutlich von der Umgebung ab, daß auch kleinste Mengen gut zu erkennen waren.

Vorfärben mit Hämalaun und Nachfärben mit Eosin oder Säurebraun gibt keine so schönen Bilder.

Löfflers Methylenblau.

Methylenblau   5,0 g } hiervon   30,0 ccm
70proz. Alkohol 100,0 ccm }

0,01proz. Kalilauge 100,0 ccm
(Die offizinelle Kalilauge ist 15proz.)

Frische Lösung hält sich lange.

Anwendung: a) Ausstrichpräparate 1 bis 2 Minuten färben. Abspülen in Leitungswasser, Kontrolle unter dem Mikroskop. Trocknen über der Gasflamme, Kanadabalsam, Deckglas.

b) Schnittpräparate: 5 bis 10 Minuten färben, Abspülen in Leitungswasser (unter dem Mikroskop kontrollieren), bei Überfärben kurz salzs. Alkohol, sonst aufsteigenden Alkohol, Xylol, Kanadabalsam.

Bakterien tiefblau, Zellkerne etwas heller blau. Protoplasma ungefärbt.

Die Triazidfärbung.

Die Bereitung der Lösung ist etwas umständlich; am besten fertig von Grübler, Leipzig, zu beziehen.

Ausstrichpräparate oder Paraffinschnitte.

1. Färben in der Lösung — Ausstrichpräparate 5 Minuten, Paraffinschnitte 15 Minuten.

2. Abspülen mit destilliertem Wasser.

3. Kontrolle unter dem Mikroskop, ob Erythrozyten schön orange gefärbt und ev. erneute Färbung.

4. Absoluter Alkohol, Xylol, Kanadabalsam.

Kerne blaßgrün bis bläulich, Erythrozyten orange, azidophile Granulationen leuchtend rot, grobkörnig, neutrophile Granulationen lila bis violett, feinkörnig.

Da die Kernfärbung hierbei immer etwas blaß ist, kann man nach 3 kurz mit Löfflerschem Methylenblau nachfärben, um den Kernen eine schöne blaue Farbe zu geben (Lubarsch).

Die Giemsafärbung.

Die Lösung ist fertig von Grübler, Leipzig, zu beziehen, da ihre Zusammenstellung sehr umständlich ist.

Objektträger-Austriche, möglichst dünn.

1. Fixierung auf 10 Minuten in absolutem Alkohol oder besser nach dem Weidenreichschen Verfahren (cf. S. 6).

2. Einklemmen des Objektträgers in einen Sonneckenschen Siegellackhalter und Bereitstellen der Präparate mit Schichtseite nach oben.

3. Herstellen der verdünnten Lösung:

In weitem, tadellos reinem graduierten Meßzylinder kommen auf 10 ccm destilliertes Wasser genau X Tropfen Giemsalösung (nicht mehr!).

4. Übergießen des Ausstriches mit etwa 1 bis 2 ccm der verdünnten Lösung, Erwärmen 5 cm über der Gasflamme, bis schwache Dampfentwicklung auftritt; nach ca. $^1/_4$ Minute Farblösung abgießen, sogleich wieder neue Lösung daraufbringen, wieder erwärmen, nach $^1/_4$ Minute Farblösung wieder abgießen usw., etwa viermal dieselbe Prozedur wiederholen, das letztemal die Lösung 1 Minute auf dem Präparate lassen.

5. Kurzes Abwaschen unter dem Strahle des nicht sauren Wasserleitungswassers.

6. Rasch lufttrocken werden lassen — neutraler Kanadabalsam.

Die Kerne der weißen Blutkörperchen purpur- bis blaurot, die basophilen Granula der Leukozyten und Erythrozyten blau, die oxiphilen Granula rot, die neutrophilen rotviolett, die Blutplättchen purpurrot, die Spirochaete pallida violettrot, ebenso werden die Rekurrensspirillen, die Spirochaete refringens und zahlreiche andere Spirochäten bei der Färbung violettrot.

Methylgrün-Pyroninfärbung (Unna-Pappenheim).

Methylgrün	0,15 g	
Pyronin, pulv.	0,25 g	
96 proz. Alkohol	2,5 ccm	Frische Lösung
Glyzerin	20,0 ccm	hält sich
0,5 proz. Karbolwasser	100,0 ccm	wochenlang.
Misce, filtra!		

Die fertige Lösung am besten von Grübler, Leipzig, beziehen.

Fixieren, Einbettung beliebig.

Die Schnitte kommen auf

1. 15 Minuten in die Lösung; alsdannn werden sie

2. kurz unter dem Wasserleitungshahn abgespült,

3. in Alkohol absolutus rasch entwässert,

4. unter dem Mikroskop kontrolliert, ob die Färbung gut ist; wenn nicht, zurück in Wasser,

5. nach dem absoluten Alkokol in Xylol, Kanadabalsam.

Zellkerne blaßblau bis lila, Protoplasma der Plasmazellen violett, Bakterien ebenfalls violett, rote Blutkörperchen grasgrün, Tigroidschollen rot. (Beste Plasmazellenfärbung.)

Obgleich schon die gewöhnliche Pappenheimsche Methylgrün-Pyroninmischung auch die Bakterien elektiv färbt, werden dieselben noch deutlicher und schöner, wenn man die Saathoffsche Modifikation in Anwendung bringt; die Zusammensetzung der Mischung ist folgende:

Methylgrün pulv.	0,15	g
Pyronin pulv.	0,5	g
96 proz. Alkohol	5,0	ccm
Glyzerin	20,0	ccm
2 proz. Karbolwasser ad	100,0	ccm

Misce, filtra! Bei Grübler, Leipzig, vorrätig.

Die Ausstrichpräparate oder entparaffinierten Schnitte kommen

1. auf 5 Minuten in Berührung mit der ev. leicht erwärmten Lösung.

2. Abspülen unter dem Wasserleitungshahn, bis keine Farbe mehr abgeht und die Schnitte eine Blaurotfärbung angenommen haben (5 bis 20 Sekunden).

3. Kurzes Entwässer in absolutem Alkohol.

4. Xylol — Kanadabalsam.

Bakterien tiefrot, Kerne bläulich, Protoplasma rötlich.

Die Polychrome Methylenblaufärbung (Unna).

Die Farblösung fertig von Grübler, Leipzig, zu beziehen: Ausstrichpräparate — Paraffinschnitte.

1. Färben in der Lösung $^1/_2$ bis 12 Stunden.

2. Abspülen in destilliertem Wasser.

3. Kontrollieren unter dem Mikroskop, ev. nochmalige Färbung.

4. Differenzieren in Unnas Glyzerinäthermischung (fertig von Grübler, Leipzig, zu beziehen), die mit 3 Teilen destillierten Wassers verdünnt wird, bis der Schnitt hellblau ist (3 bis 10 Minuten), unter dem Mikroskop kontrollieren.

5. Gründliches Auswaschen unter der Wasserleitung, bis aller Glyzerinäther sicher entfernt ist, da sonst nachträglich eine Entfärbung eintritt ($^1/_2$ Stunde).

6. Kurz absoluter Alkohol.

7. Xylol, Kanadabalsam.

Mastzellenkerne blau, Mastzellengranula rein rot, ebenso Schleim und Amyloid (cf. S. 39).

Plasmazellkerne dunkelblau, Plasmazellenprotoplasma um den Kern herum hellblau oder ungefärbt.

Die Levaditi-Färbung der Spirochäten.

Dieselbe ist eine Nachbildung der Ramòn y Cajalschen Silberimprägnation der Neurofibrillen.

1. Dünne Gewebsstücke werden in 10proz. Formalinlösung auf 24 Stunden fixiert.

2. Übertragen in 90proz. Alkohol auf 24 Stunden.

3. Einlegen in destilliertes Wasser, bis die Stücke untersinken.

4. In braunem Glas Imprägnation der Stücke in einer 1,5 bis 3proz. wässerigen Lösung von Argent. nitric. im oberen Abteil des Paraffinschrankes bei 37° C.

5. Kurzes Auswaschen in destilliertem Wasser (dunkle Flasche).

6. Reduktion in:

Pyrogallussäure (Pyrogallol) pulv. 4,0 g   ⎫ jedesmal
40proz. Formalin   5,0 ccm ⎬ frisch
Aq. dest.   100,0 ccm ⎭ bereiten

in dunkler Flasche auf 24 Stunden.

7. Auswaschen in destilliertem Wasser für kurze Zeit (1 bis 3 Stunden).

8. Härten in aufsteigendem Alkohol.

9. Paraffineinbettung.

Beim Schneiden ist es ratsam, die obersten Gewebsschichten mittelst dicker Schnitte abzutragen und wegzuwerfen, da sie sehr reichlich Niederschläge enthalten.

Die eigentlichen Schnitte sollten $5\,\mu$ nicht überschreiten, da in dickeren Schnitten die Spirochäten schwer zu erkennen sind. Aufziehen der Schnitte, wie gewöhnlich.

Da durch die Silberimprägnation das Stück in toto gefärbt ist, fällt jede weitere Färbung fort.

Die entparaffinierten Schnitte kommen aus Xylol auf einige Sekunden in

1. Alkohol absolutus, alsdann

2. in 96proz. Alkohol

3. in 1proz. salzsauren Alkohol, in dem sie deutlich heller werden,

4. wieder in 96proz., absoluten Alkohol, Xylol, Kanadabalsam.

Spirochäten aller Art tiefschwarz, übriges Gewebe hellgelb.

Der Silberimprägnation sind außerdem noch zahlreiche Bakterien, sowie der Actinomycespilz zugänglich.

Anmerkung: Im Zentralnervensystem färben sich nicht selten feinste Nervenfasern ebenfalls tiefschwarz, da letztere sich außerdem oft in denselben Spiralformen vorfinden wie die Spirochäten, so ist eine sichere Unterscheidung manchmal unmöglich (Schmorl, Benda), wenngleich die Nervenfasern meistens viel länger und dicker, ihre Windungen dementsprechend zahlreicher sind.

Eine Nachfärbung der versilberten Präparate empfiehlt sich nicht.

Will man versilberte Schnitte aus irgendwelchen Gründen noch anderweitig färberisch verwerten, so müssen sie zuerst entsilbert werden.

Zu diesem Zwecke kommen die Schnitte (nach Schmorl):

1. 2 Stunden in Lugolsche Lösung,
2. kurz in Leitungswasser,
3. so lange in eine frisch bereitete 10 proz. wässerige Fixiernatronlösung (unterschwefligs. Natron zu photograph. Zwecken), bis sie vollständig entfärbt sind, hierauf
4. gründliches Auswaschen der Schnitte unter der Wasserleitung (mindestens $^1/_2$ Stunde).

Die Ziehl-Neelsen-Färbung säurefester Bakterien.

Diaminfuchsin cryst.   1,0 g
  (nicht zu verwechseln mit Fuchsin S)
Alkohol absolutus   10,0 ccm   frische Lösung
  nach Lösen (gut durchschütteln)   hält sich lange
adde 5 proz. Karbolwasser   100,0 ccm

Färbung.
A. Ausstrichpräparate.

1. 10 Minuten in der Karbolfuchsinlösung unter leichtem Erwärmen (nicht Kochen) über der Gasflamme.

2. Abspülen unter dem Wasserleitungshahn, bis keine Farbe mehr abgeht.

3. Abspülen in offizineller, verdünnter Schwefelsäure, bis das Präparat farblos erscheint (20 bis 25 Sekunden).

4. Nachspülen in 90 proz. Alkohol.

5. Nachfärben in Löfflers Methylenblau (2 Minuten).

6. Abspülen in Wasser.

7. Aufsteigender Alkohol, Xylol, Kanadabalsam.

Säurefeste Stäbchen rot, alles übrige blau.

B. Schnittpräparate: Alkohol- oder Formalin- (Schering) Fixation, Paraffineinbettung.

Färbung nach Schmorl:

1. Überfärben der Schnitte in saurem Hämalaun (30 Min.).

2. Auswaschen in Leitungswasser, nicht unter $^1/_2$ Stunde.

3. Färben in Karbolfuchsinlösung 1 Stunde bei 37° C im Brutschrank in gut zugedecktem Glasfärbekasten.

4. Entfärben der der warmen Lösung entnommenen Schnitte in 1 proz. salzsaurem Alkohol (1 Minute lang).

5. Auswaschen in 70 proz. Alkohol (3 Minuten).

6. Abspülen in Leitungswasser (ca. 10 Minuten).

7. Übertragen der Schnitte in verdünnte Lösung von Lithion carbonic. (1 Teil einer 2 proz. Lösung auf 10 Teile Leitungswasser), bis die Schnitte blau erscheinen.

8. Abspülen unter der Wasserleitung (10 Minuten).

9. Aufsteigender Alkohol, Xylol, Kanadabalsam.

Zellkerne blau, säurefeste Bazillen rot.

Anmerkung: Neben Tuberkelbazillen färben sich auch Lepra-, Smegma- und andere Bazillen nach dieser Methode, deshalb Vorsicht! Tierversuch!

Die Gram-Weigertsche Bakterien- und Fibrinfärbung.

Rc.: Anilinöl purissimum   3,0 ccm
Alkohol absolutus   10,0 ccm
gut durchschütteln
adde Aq. destillata   100,0 ccm
wiederum gut durchschütteln
Ferner   adde Gentiana- oder
Methylviolett pulv.   1,5 g

Gut durchschütteln, stehen lassen, bis sämtlicher Farbstoff gelöst ist. Vor dem Gebrauch die benötigte Menge Farblösung durch ein Filter auf das Präparat bringen, nach der Färbung die gebrauchte Farblösung nicht mehr in die Flasche zurückgießen, sondern wegschütten. Die Lösung hält sich 10 bis 12 Wochen.

Ferner:

Rc.: Kali iodati   2,0 g
Aq. destillata   300,0 ccm   sog. Lugol'sche
Nach Lösung   Lösung
adde Jodi puri   1,0 g

Dasselbe löst sich nur langsam, die Lösung ist anfangs gelb, wird dann gelbbraun und wenn alles Jod gelöst ist (2 bis 3 Tage) bierbraun.

Die Lösung ist lange haltbar.

Färbung.

A. Eingebettete Präparate (Fixierung beliebig).

Die entparaffinierten Präparate werden

1. bis zum 70 proz. Alkohol herabgeschickt, alsdann

2. in salzsaurem Karmin gefärbt (cf. S. 34);

3. nach der Karminfärbung in 80 proz. Alkohol gebracht, hierauf

4. in die Gentiana- oder Methylviolettlösung auf 30 Minuten,

5. kurz in Leitungswasser abgespült, bis keine blaue Farbe mehr abgeht (höchstens $^1/_2$ Minute);

6. gut abgespritzt; hierauf ohne weiteres

7. in die Jodjodkaliumlösung auf 3 Minuten,

8. wiederum gut abgespritzt, alsdann werden sie

9. in Anilinöl: Xylol 2 : 1 so lange differenziert, bis die schöne rote Karminfarbe wieder vorhanden ist, soweit nicht schöne Blaufärbung dazwischen ist.

Die Zeit der Differenzierung ist sehr verschieden (von Minuten bis zu Stunden), deshalb häufig unter dem Mikroskop kontrollieren.

10. Xylol, Kanadabalsam.

Gewisse Bakterien, Russel'sche Körperchen, Fibrin, Hornsubstanz tief dunkelblau, Bindegewebe schön blaßblau, Kerne schön rot.

B. Ausstrichpräparate.

1. 3 bis 5 Minuten in der Gentiana- oder Methylviolettlösung.

2. Abgießen der Farblösung; hierauf ohne Abspülen in

3. Jodjodkaliumlösung auf 2 Minuten, nach Abgießen der Lösung

4. in absoluten Alkohol, bis das Präparat farblos, resp. graugelb geworden ist.

5. Ganz kurzes Nachfärben in mit 10 Teilen dest. Wassers verdünnter Karbolfuchsinlösung (Ziehl-Neelsen).

Die Gramsche Bakterienfärbung ist eine der wichtigsten Färbungen, da sie es ermöglicht, schon rein tinktoriell die Bakterien in zwei große Gruppen zu trennen, in solche die nach Gram gefärbt werden (gram-positiv sind), und in solche, die das nicht tun (gram-negativ).

Von den bekanntesten Bakterien sind gram-positiv (werden also blau gefärbt):

Staphylokokken und Strepto-   viele Fäulnisbakterien
  kokken   Tetanusbazillus

Diphtheriebazillus
Diplococcus pneumoniae Fränkel
Milzbrand
Leprabazillus
Bazillus des malignen Ödems
Rhinosklerom
der Soorpilz

das Myzel des Actinomyces
die Chitinmembran des Echinokokkus
schwer und nur bei länger dauernder Färbung, ev. unter Erwärmen, der Tuberkelbazillus.

Gram-negativ sind (werden also bei Gegenfärbung mit Karbolfuchsin rot gefärbt):

Typhusbazillus
Kolibazillus
Pestbazillus
Choleraspirille
Rotzbazillus

Syphilisspirochäten
Gonokokkus
Influenzabazillus
Meningokokkus
Pneumoniebazillus Friedländer.

Die Gramfärbung II nach Much.

Rc.: a) Methylviolett B (Grübler) pulv. 1,5 g $\left.\right\}$ hält sich
     70 proz. Alkohol   100,0 ccm $\quad$ lange

  b) Acid. carbolic. liquefactum   2,0 ccm
     Aq. destillata   100,0 ccm

a und b werden im Verhältnis von 1 : 9 frisch gemischt.

Ausstrichpräparate.

1. Färben entweder für 24 Stunden bei Zimmertemperatur oder viermaliges Aufkochen über der Flamme des Bunsenbrenners unter jedesmaliger Erneuerung der Farblösung.

2. Abgießen der Farblösung und Absaugen des Farbrestes mit Fließpapier.

3. Lugolsche Lösung für 10 Minuten.

4. Entfärben für 1 Minute in 5 proz. Salpetersäure und für 10 Sekunden in 3 proz. Salzsäure.

5. Aceton-Alcohol absolutus ââ, bis das Präparat farblos geworden ist.

6. Ganz kurzes Nachfärben in mit 10 Teilen destilliertem Wasser verdünnter Karbol-Fuchsinlösung (Ziehl-Neelsen).

Granuläre Form der säurefesten Bakterien blau, alles übrige rot.

Die Antiforminmethode.

Finden sich weder bei der gewöhnlichen Färbung nach Ziehl-Neelsen, noch bei der Gram II-Methode in den untersuchten Ausstrichen säurefeste Bazillen oder deren granuläre Form vor, so ist trotzdem die Möglichkeit ihres Vorhandenseins gegeben, allerdings in so geringer Anzahl, daß man viele Präparate genauestens zu durchsuchen hätte, um vielleicht einige wenige Bakterien zu finden.

Um sich diese Mühe und viel Zeit zu ersparen, geht man so vor, daß man versucht, die etwa vorhandenen Bakterien alle auf einen möglichst kleinen Raum zusammenzubringen, in dem man sie dann mit um so größerer Sicherheit zu finden Gelegenheit hat.

Zu diesem Zwecke muß das zu untersuchende Material (Sputum, Gewebsstückchen) zuerst vollständig verflüssigt werden.

In dem Antiformin ist (nach Uhlenhuth und Xylander) ein Stoff gegeben, der die Fähigkeit besitzt, die zellulären Elemente mit Einschluß der Bakterien aufzulösen, soweit letztere nicht säurefest sind.

Nach Much sollen aber nicht nur die säurefesten Bakterien, sondern auch deren (nicht säurefeste) granuläre Form vor der Antiforminwirkung geschützt sein.

Anwendung. Zum Verflüssigen des Gewebes wird eine 10 bis 15 proz. wässerige Antiforminlösung benutzt, wobei das Wasser zum Ansetzen der Flüssigkeit nicht nur destilliert, sondern auch sterilisiert sein muß. (Wie nämlich Beitzke gezeigt hat, finden sich in gewöhnlichem Wasser nicht selten säurefeste Bakterien, die zu Irrtümern Anlaß geben können. Berliner klin. Wochenschr. 31, 1910.)

Sputumballen werden ohne weiteres in die Antiforminlösung gebracht, Gewebsstücke werden etwa haselnußgroß zugeschnitten, im Mörser gut zerkleinert, mit der Antiforminlösung verrieben, und zwar so, daß immer nur kleine Mengen der Lösung nacheinander hinzugefügt werden. Dann kommt der Brei in den Brutschrank, bis er sich klärt, was 1 bis 2 Stunden in Anspruch nimmt. Nach Zusatz einer geringen Menge 70 proz. Alkohols wird die Flüssigkeit bei Zimmertemperatur 24 Stunden stehen gelassen, nach welcher Zeit die über dem Bodensatz stehende Flüssigkeit klar ist. Der Bodensatz selbst wird mit einer Pipette sorgfältig ausgehebert, zwischen zwei Objektträgern ausgestrichen, über der Bunsenflamme fixiert und nach Ziehl-Neelsen, sowie Gram II gefärbt (Fränkel und Much, Zeitschr. f. Hygiene u. Infektionskrankh., 67. Bd., 1910).

Anmerkung. Der Zusatz von 70 proz. Alkohol hat den Zweck, das spezifische Gewicht der Organbrei-Antiforminmischung derart zu verändern, daß etwaige Bakterien mit Sicherheit nicht mehr in der Flüssigkeit, sondern im Bodensatz sich finden.

Die Kombination mehrerer Färbungen.

Wie schon im vorhergehenden erwähnt wurde, kann man nicht nur 2, sondern 3, 4, ja selbst 5 Färbungen am gleichen Schnitte nacheinander anwenden, wodurch sehr häufig besonders farbenprächtige und instruktive Bilder entstehen.

Man merke sich dabei aber stets:

Nie eine neue Farbe aufs Präparat bringen, ehe die vorhergehende nur auf die Gewebsteile sich zurückgezogen hat, die mit ihr elektiv gefärbt werden sollen (also gutes Differenzieren mit ständiger Kontrolle unter dem Mikroskop).

Von solchen Mehrfachfärbungen seien einige hier noch kurz angeführt, und zwar in der Reihenfolge, in der die einzelnen Farben in Verwendung kommen müssen.

Gefrierschnitte.

1. Eisenreaktion — Scharlach R — alk. Hämalaun (Eisen-Fett).

2. Gentianaviolett — Scharlach R — (alk. Hämalaun) — (Amyloid-Fett).

Paraffinschnitte.

1. Eisenreaktion — Fuchselin — Karmin (Elastika).

2. Fuchselin — Ziehl-Neelsen-Methylenblau (Elastika — säurefeste Bazillen).

3. Fuchselin — Karmin-Gram-Weigert (Elastika — Gram + Bakterien und Fibrin).

4. Fuchselin — Eisenhämatoxilin — Mucikarmin — Säurefuchsin (Elastika — Schleim-Weigert-van Gieson) usw.

Die histologische Untersuchung während der Sektion oder der Operation.

Mitunter ist es sowohl bei der Obduktion, als auch bei der Operation an Lebenden von großer Wichtigkeit, rasch eine genaue histologische Diagnose zu erhalten, die für das weitere Handeln des Operateurs von ausschlaggebender Bedeutung sein kann, wie sie auf der anderen Seite den Obduzenten veranlassen kann, seine Technik dem besonderen Falle entsprechend zu ändern. Zu diesem Zwecke ist nur wenig Instrumentarium nötig.

1. Ein Gefriermikrotom (bei Operationen im Nebenzimmer aufgestellt).

2. Eine Schale mit 4 proz. Formol.

3. Eine Schale mit alter alkalischer Hämalaunlösung.

4. Eine Schale mit destilliertem Wasser.

5. Eine Glasnadel, Glyzerin, Objektträger und Deckgläschen.

Das zur Untersuchung bestimmte Gewebsstückchen (nicht zu groß) wird unfixiert auf den Gefriermikrotom geschnitten; alsdann:

a) Durchziehen durch das etwas erwärmte Formol.

b) Eintauchen in die ebenfalls etwas erwärmte Hämalaunlösung auf $^1/_2$ Minute.

c) Eintauchen in destilliertes Wasser ($^1/_2$ Minute).

d) Aufziehen auf Objektträger, Glyzerin, Deckgläschen.

Man hat hierbei innerhalb 5 Minuten das histologische Präparat fertig.

Die Untersuchung der einzelnen Systeme.

I. Das Zirkulationssystem:

a) Herz: Gefrierschnitte — Fettfärbung. Paraffin- und Zelloidinparaffineinbettung.

Färbungen: Weigert-van Gieson, Hämalaun-Eosin, Elastika, Gram-Weigert, Eisenreaktion, Best, Methylgrün-Pyronin.

b) Gefäße: Gefrierschnitte — Fettfärbung. Paraffineinbettung, ev. vorher Entkalken.

Färbungen: wie oben.

II. Das Respirationssystem:

Gefrierschnitte: Fettfärbung (Fettembolie der Lunge) Paraffineinbettung; ev. nach vorheriger Fixation durch Kochen (Lungenödem).

Färbungen: Weigert-van Gieson, Hämalaun-Eosin, Elastika, Eisenreaktion (Herzfehlerzellen), Gram-Weigert (Pneumonie), Mucikarmin, Ziehl-Neelsen, Much (Tuberkulose) ev. vorheriges Entkalken.

III. Das Skelettsystem, Muskeln, Sehnen:

Gefrierschnitte — Entkalkung — Fettfärbung. Zelloidin-, aber auch Paraffineinbettung.

Färbungen: Weigert-van Gieson, Hämalaun-Eosin, Gram-Weigert, Methylgrün-Pyronin, Elastika.

IV. Der Verdauungstraktus:

Gefrierschnitte: Fettfärbung. Paraffin- oder Zelloidineinbettung.

Färbungen: Weigert-van Gieson, Hämalaun-Eosin, Mucikarmin, Gram-Weigert, Eisenreaktion, Best (Sekretionszellen des Magens), Gentianaviolett (Amyloid).

V. Knochenmark, Milz, Lymphknoten, Blut:

Abstrichpräparate, Gefrierschnitte, Paraffin- und Zelloidinparaffineinbettung.

Färbungen: Fettfärbung, Hämalaun-Eosin, Weigert-van Gieson, Gram-Weigert, Eisenreaktion, Triazid, Polychromes Methylenblau, Methylgrün-Pyronin, Best, Gentianaviolett, Ziehl-Neelsen, Much, ev. Antiforminmethode.

VI. Äußere Haut:

Gefrierschnitte — Fettfärbung, ev. Eisenreaktion, Paraffineinbettung.

Färbungen: Weigert-van Gieson, Elastika, Hämalaun-Eosin, Karmin, Methylgrün-Pyronin, Gram-Weigert.

VII. Das chromaffine System (Nebennieren, Gland. carotica, Steißdrüse, Sympathicus).

Formalin und Müllersche Flüssigkeit, (wenn die Organe ganz frisch sind), auch absoluter Alkohol.

Gefrierschnitte: Fettfärbungen. Eisenreaktion. Paraffin-
und Zelloidin-Paraffineinbettung.

Färbungen: Weigert-van Gieson, Hämalaun-Eosin, Eisenreaktion, Best, Gentianaviolett.

VIII. Das uropoetische System:

Gefrierschnitte: Fettfärbung. Paraffin- und Zelloidinparaffineinbettung.

Färbungen: Weigert-van Gieson, Elastika (Hoden, Neben-
hoden, Nieren), Hämalaun-Eosin, Eisenreaktion (Niere), Gram-
Weigert, Best (Diabetes), Jod (Prostata), Gentianaviolett.

IX. Drüsen mit innerer Sekretion (Thyreoidea, Parathyr-
eoidea, Thymus, Hypophysis).

Gefrierschnitte: Fettfärbung. Paraffin- und Zelloidin-Paraffineinbettung.

Färbungen: Weigert-van Gieson, Hämalaun-Eosin, Gram-
Weigert, Methylgrün-Pyronin, Eisenreaktion, Best.

X. Leber, Speicheldrüsen.

Gefrierschnitte: Fettfärbung. Paraffin- oder Zelloidinparaffineinbettung.

Färbungen: Weigert-van Gieson, Hämalaun, Elastika, Gram-
Weigert, Eisenreaktion, Best, Gentianaviolett.

XI. Sehorgan: Fixieren in Formol, Chromsäure ev. Koch-
methode (Lidödem).

Gefrierschnitte: Fettfärbung. Zelloidin- oder Paraffinein-
bettungen ev. nach vorheriger Herausnahme der Linse.

Färbungen: Weigert-van Gieson, Gram-Weigert, Elastika,
Mucikarmin, Methylgrün-Pyronin, Gentianaviolett, Eisenreaktion,
die Färbungen für das Nervensystem.

XII. Gehörorgan:

Zuerst Einspritzen von Formalin durch die Tuba Eustachii
mittels ganz dünnen Katheters, so daß neben ihm die Luft
entweichen kann, Formolinjektion durch die Carotis. Heraus-
sägen des Felsenbeines, so daß Labyrinth und Bogengänge
nicht verletzt werden. Einlegen des Präparates in Formalin
auf 8—14 Tage. Entkalken in der üblichen Weise, hierauf
Zelloidineinbettung oder zuerst Zelloidineinbettung und dann

Entkalken. Zerlegen des entkalkten Präparates in eine Anzahl kleinerer Stücke mit scharfem, flachem Messer, ev. zur Sicherheit nochmalige Durchtränkung der einzelnen Stücke mit Zelloidin. Hierauf Schneiden der Zelloidinblöcke oder Umbettung in Paraffin.

Färbungen: wie beim Sehorgan.

XIII. Das zentrale und periphere Nervensystem:

Im Gegensatz zu den übrigen Systemen des menschlichen Körpers, die alle nach mehr oder minder denselben Gesichtspunkten, mit den gleichen Methoden und Färbungen untersucht werden, ist die histologische Untersuchung des Nervensystems schon frühe ganz andere Wege gegangen, da es sich sehr bald zeigte, daß die sonst gebräuchlichen Methoden zu keinem befriedigenden Resultate führen. Immer klarer und präziser haben sich im Laufe der Zeit die Methoden herausgebildet, durch die eine systematische Untersuchung der Nervensystems ermöglicht wurde, die sich erstreckt auf

1. die Darstellung der markhaltigen Nervenfasern,

2. die elektive Färbung der marklosen oder marklos gewordenen Nervenfasern,

3. die Darstellung der in frischer Degeneration befindlichen Nervenfasern,

4. die Darstellung der Ganglienzellen,

5. die elektive Färbung der Neuroglia.

Dabei hat sich herausgestellt, daß für das Gelingen der einzelnen Färbungen sowohl die Art des Fixierens, wie auch die Art der Einbettung eine unerläßliche Vorbedingung ist, weshalb nicht dringend genug darauf aufmerksam gemacht werden kann, sich peinlichst genau an die Originalvorschriften der einzelnen Methoden zu halten, sonst erlebt man nur Enttäuschungen.

Die Vielheit und Mannigfaltigkeit der Methoden, sowie die besonderen Eigentümlichkeiten des Nervensystems bringen es mit sich, daß die Histologie dieses Systems eine Spezialität geworden ist, die in den letzten Jahren eine stets wachsende Ausdehnung gewonnen hat. Es ist deshalb selbstverständlich, daß nur die Methoden hier näher beschrieben sind, die für den „unter normalen Verhältnissen" arbeitenden pathologischen Histologen notwendig und unerläßlich sind. Für Spezialisten auf diesem Gebiete sind in der Enzyklopädie der mikroskopischen Technik, sowie in der Technik der mikroskopischen Untersuchung des Nervensystems von Spielmeyer (1911) u. a. unentbehrliche Ratgeber entstanden.

In enger Anlehnung an letztere ist auch der folgende Abschnitt geschrieben.

Bei der zum Teil erheblichen Umständlichkeit der Zusammensetzung der Farblösungen, Beizen usw. ist es ratsam, sich die immer wieder zu gebrauchenden Lösungen, soweit sie sich längere Zeit halten, in Vorrat anzusetzen, weshalb ich dieselben, der Übersicht wegen, im folgenden kurz zusammengestellt habe.

Es versteht sich natürlich von selbst, daß auch alle die Färbemethoden, die bei der Untersuchung der übrigen Organsysteme in Betracht kommen und erwähnt wurden, auch beim Nervensystem angewandt werden können und häufig auch unerläßlich sind, so vor allem die Färbung nach: Weigert-van Gieson, Gram-Weigert, Elastika, Methylgrün-Pyronin, Triazid, Versilberung usw.

Zusammenstellung

der Farblösungen, Differenzierungsflüssigkeiten, Beizen usw. bei der Untersuchung des Zentralnervensystems.

Den von Weigert angegebenen Hämatoxylinlösungen liegt eine Lösung zugrunde von der Zusammensetzung:

$$\text{Hämatoxylin pur. cryst.} \quad . \quad . \quad 10{,}0 \text{ g,}$$
$$\text{Alkohol absolutus} \quad . \quad . \quad . \quad 100{,}0 \text{ ccm.}$$

Die sog. „Stammlösung" halte man sich dauernd in einer Menge von nicht unter 100,0 ccm vorrätig, da sie mindestens $^1/_4$ Jahr alt sein soll, ehe sie zu den übrigen Hämatoxylinlösungen verwendet werden kann.

Die aus der Stammlösung bereiteten Hämatoxylinlösungen sind folgende:

1. 5 ccm Stammlösung ⎱ Zur Markscheidenfärbung am Ge-
   100 „ Aqua destillata ⎰ frierschnitt nach Spielmeyer.

2. a) 10 ccm Stammlösung
     90 „   96proz. Alkohol
  b) 4,0 „   Liq. ferri sesquichlorati
    96,0 „   Aqua destillata
    a und b zu gleichen Teilen.

      Zur Markscheidenfärbung am eingebetteten Material nach Weigert.

unmittelbar vor Gebrauch zu mischen.

Karbolmethylviolettlösung (nach Spielmeyer).

α) Methylviolett 5 B   2,0 g
96 proz. Alkohol   100,0 ccm   } Stammlösung

aus ihr wird die verdünnte zur Färbung der faserigen Neuroglia benutzte Lösung hergestellt nach folgender Vorschrift:

    Alkoh. Methylviolettstammlösung .   5,0 ccm
    Alkohol absolutus . . . . . .   10,0 „
    5 proz. Karbolwasser . . . .   ad 100,0 „

gut umschütteln.

β) Methylviolett B   2,0 g
96 proz. Alkohol   100,0 ccm   } Stammlösung

    Zweite verdünnte Lösung wie oben.

    Nicht länger wie 5 Wochen haltbar.

Jodjodkaliumlösung für die Neurogliafärbung nach Weigert:

    Kali iodati . . .   5,0 g
    Aqua destillata   . 100,0 ccm
Nach Lösung
    adde Jodi puri .   5,0 g
    braucht tagelang, um sich zu lösen.

Von Beizen sind in Verwendung:

1. Fluorchrom . . . .   2,5 g
    Kochendes destilliertes Wasser 100,0 ccm.

Umrühren mit Glasstab, nach Lösen Flamme ausdrehen und in die noch heiße Lösung unter stetigem weiteren Umrühren mit einem Glasstab

    gewöhnliche Essigsäure   5,0 ccm, alsdann
    fein gepulvertes, neutrales
    essigsaures Kupferoxyd   5,0 g hinzugegeben.

Nach dem Erkalten werden noch hinzugefügt:

    40 proz. Formol . . . 10,0 ccm.

Die Flüssigkeit ist klar, muß aber dunkel aufbewahrt werden (sog. Weigertsche Neurogliabeize).

2. Fluorchrom . . . . . 2,0 g
   Doppelchromsaures Kali 5,0 g   } nach dem Lösen
   Kochendes destill. Wasser 100,0 ccm   filtrieren.
     (sog. Weigertsche Schnellbeize).

3. Schwefelsaures Eisenammoniumoxyd 2,5 g
   Aqua destillata . . . . 100,0 ccm.

4. Chromogen (Höchster Farbwerke) . 10,0 g
   Ameisensäure (spez. Gewicht 1,20) . 10,0 ccm
   Aqua destillata . . . . 200,0 ..
    Filtrieren! In dunkler Flasche aufbewahren.

5. Neutrales schwefligsaures Natron . 10,0 g
   Aqua destillata . . . . 100,0 ccm
    Filtrieren; jedesmal frisch bereiten.

Beize 1 und 2 finden Verwendung bei der Markscheidenfärbung am eingebetteten Präparate nach Weigert. Beize 3 bei der Markscheidenfärbung am Gefrierschnitt nach Spielmeyer, während Beize 4 und 5 unmittelbar vor dem Gebrauch im Verhältnis von 90:10 gemischt, bei der Färbung der faserigen Neuroglia nach Weigert zur Verwendung kommen.

Als Differenzierungsflüssigkeit bei der Markscheidenfärbung am eingebetteten Präparat nach Weigert wird verwandt:

    Borax pulv.   4,0 g
    Ferrizyankali   5,0 g
    Aq. dest.   200,0 ccm.

Zur Silberimprägnation nach Bielschowsky dient eine Stammlösung von der Zusammensetzung:

    a) Argent. nitric. cryst.   10,0 g
      Aq. dest.   100,0 ccm.

In dunkler Flasche aufbewahren; ferner eine Natronlauge von der Zusammensetznng:

    b) Natrii caustic. fus.   40,0 g
      Aq. dest.   100,0 ccm.

Von a) werden 5,0 cmm, von b) V Tropfen zusammengeschüttet, wobei ein brauner Niederschlag entsteht; unter stetem Umrühren mit einem Glasstabe wird tropfenweise etwas Ammoniak (Salmiakgeist) zugesetzt, bis der Niederschlag sich gerade löst.

Hierauf wird die Flüssigkeit mit destilliertem Wasser auf 20.0 ccm aufgefüllt und gut zugedeckt gehalten.

Zum Vergolden dient eine (auch in der Photographie häufig verwandte) Goldchloridlösung von der Zusammensetzung:

Aurum chlorat. cryst.   1.0 g   } dunkle Flasche.
Aq. dest.   100.0 ccm } lange haltbar

Auf 20.0 ccm destilliertes Wasser kommen III Tropfen dieser Lösung sowie III Tropfen Eisessig (Acid. acetic. glaciale).

Neben den schon früher aufgezählten Fixierungsmitteln kommen beim Nervensystem noch 2 Lösungen in Anwendung, die ebenfalls in der Photographie häufig verwandt werden; sie sind:

a) Gewöhnliches Fixierbad von der Zusammensetzung:
Unterschwefligs. Natron   5,0 g   } jedesmal
Aq. dest.   100,0 ccm } frisch bereiten

und

b) saures Fixierbad von der Zusammensetzung:
Unterschwefligs. Natron   5,0 g   } hält sich
Saures schwefligs. Natron   0,25 g   } einige
Aq. dest.   100,0 ccm } Wochen.

Bei der Entnahme von Gewebsstücken aus dem zentralen sowie peripheren Nervensystem, für welch letzteres dieselben Vorschriften gelten, achte man vor allem darauf, die Stücke möglichst frisch zu bekommen, halte sich als Fixierungsflüssigkeit 96proz. Alkohol, 10proz. Formol, Weigerts Neurogliabeize, sowie Müllersche Flüssigkeit bereit; meide ängstlich die Befeuchtung des Gehirns mit Wasser, löse unter keinen Umständen die Hirnhäute vom Gehirn ab, seziere das Gehirn nicht nach der Virchowschen Methode, da es hiebei zur histologischen Untersuchung so gut wie unbrauchbar wird, sondern trenne den Hirnstamm durch senkrecht auf die Hirnschenkel gerichtete Schnitte vom Großhirn ab, lege durch letzteres 3 oder 4 Frontalschnitte, vergewissere sich zunächst, ob man systematische Degenerationen und Herderkrankungen oder diffuse zentrale Prozesse vor sich hat, benutze zur Entnahme der zu untersuchenden Stücke ein haarscharfes Rasiermesser und geht am sichersten, wenn man gleich bei der Sektion in die vier obenerwähnten Fixierungsflüssigkeiten genau signierte Stücke einlegt und das etwa noch übrigbleibende Material in toto in Formalin konserviert.

Dadurch ist gleich von Anfang an die Möglichkeit gegeben, nötigenfalls alle erforderlichen Untersuchungsmethoden einwandsfrei machen zu können.

Die speziellen Färbemethoden sind folgende:

Die Markscheidenfärbung am Gefrierschnitt nach Spielmeyer.

1. Von den in 10proz. Formalin 3 Tage lang fixierten, mehrere Stunden gewässerten Gewebsblöcken werden 25 bis 30 μ dicke Gefrierschnitte angefertigt. Dieselben werden, immer unter Benutzung von Glasnadeln, alsdann

2. für 6 Stunden in eine $2^1/_2$proz. wässerige Lösung von schwefelsaurem Eisenammoniumoxyd gebracht, in welchem sie gebeizt werden (cf. S. 58).

3. Nach Abspülen in Wasser kommen die Schnitte für 10 Minuten in 70proz. Alkohol; hierauf

4. für 12 bis 24 Stunden in die Hämatoxylinlösung Nr. 1 (cf. S. 56).

5. Abspülen in Leitungswasser; alsdann

6. Differenzieren in der schon sub 2 als Reize benützten Lösung von schwefels. Eisenammoniumoxyd $^1/_2$ bis mehrere Stunden, wobei man absichtlich das Differenzieren ein- bis zweimal unterbricht, indem man die Schnitte auf kurze Zeit in Leitungswasser bringt.

Man kann hierbei einerseits die Entfärbung unter dem Mikroskop besser kontrollieren und zum anderen nehmen die Schnitte durch den Zwischenaufenthalt im Wasser einen schöneren Grundton an.

7. Auswaschen in Leitungswasser.

8. Entwässern in aufsteigendem Alkohol.

9. Absoluter Alkohol, Xylol, Kanadabalsam.

Markhaltige Nervenfasern tiefschwarz, übriges Gewebe gelbweiß oder grauweiß.

Anmerkung: Die Hämatoxylinlösung muß alt sein und möglichst oft schon für denselben Zweck benützt sein; man filtriert deshalb die

Lösung immer wieder zurück, benützt dazu möglichst auch immer das gleiche Filter.

Finden sich nach der Färbung und nach dem Differenzieren hie und da helle und schmutzig-blau gefärbte Flecke in den Schnitten, so rührt das davon her, daß das Schnittmaterial zu fettig ist.

Man bringt die Schnitte dann einfach durch Wasser nochmals auf 10 Minuten oder länger in 70 proz. (nicht höher) Alkohol wie sub 3 und wiederholt 4 bis 9.

Ist die Hämatoxilinlösung noch relativ jung, ihre färberische Kraft demnach noch gering, so wiederholt man Färbung und Differenzieren (4 bis 7) ein oder zweimal, wodurch man gut gefärbte Präparate erhält.

Der Vorteil der Markscheidenfärbung am Gefrierschnitt liegt darin:

1. Schon nach 4 Tagen erhält man Präparate.

2. Die Darstellung auch der feineren und feinsten Fasern ist eine vollständige und sichere.

3. Die Gefrierschnitte können noch zu anderen Elektivfärbungen (Fibrillen-, Glia, u. a. Färbung) benutzt werden.

Die Weigertsche Hämatoxylin-Eisenlackmethode.

zur Markscheidenfärbung am eingebetteten Material (neuere Methode):

1. Fixieren möglichst dünner Stückchen (5 mm dick) in Formol (2 bis 3 Tage).

2. Chromieren der Stückchen im Brutofen bei 37° C in der Weigertschen Schnellbeize, Gehirnschnitte 8 Tage, Rückenmarkschnitte 5 Tage (cf. S. 58).

3. Gründliches Abspülen in Leitungswasser.

4. Härten in aufsteigendem Alkohol, Zelloidineinbettung.

5. Die Zelloidinblöcke werden auf Stabilitklötze geklebt und für 24 Stunden in Weigerts Neurogliabeize gekupfert (cf. S 57).

6. Abspülen und Aufbewahren der gekupferten Blöcke in 70 proz. Alkohol.

7. Schneiden der Blöcke wie gewöhnlich in einer Dicke von 30 μ.

8. Färben der Schnitte (Gehirn für 24 Stunden, Rückenmark für 12 Stunden) in der Weigertschen Eisenhämatoxylinlösung Nr. 2 (cf. S. 57).

9. Wässern in Leitungswasser.

10. Differenzieren in der Borax-Ferrizyankalilösung (cf. S. 58) bis die graue Substanz deutlich gelb ist ($^1/_2$ bis 2 Stunden).

11. Mehrstündiges Abspülen in Leitungswasser.

12. Entwässern in aufsteigendem Alkohol.

13. Xylol, Kanadabalsam.

Markscheiden, frisch zerfallenes Markscheidenmaterial, z. B. in Körnchenzellen enthalten, manches Pigment in Ganglienzellen. rote Blutkörperchen schwarz, Untergrund blaugrau oder gelblich.

Anmerkung. Unter „Lack" versteht man eine unlösliche oder schwerlösliche, also echte Farbverbindung, die durch Vermittlung einer Beize im Gewebe entsteht.

Die Silberimprägnation nach Bielschowsky.

Zur Darstellung der endozellulären Neurofibrillen, sowie der marklosen bzw. marklos gewordenen Achsenzylinder:

1. Fixieren des möglichst frischen Materials in 10 proz. Formol in dünnen Stücken (höchstens 1 cm dick) für 6 bis 12 Stunden.

2. Zwei- bis vierstündiges Auswaschen in Leitungswasser.

3. Dünne Gefrierschnitte (10 bis 15 μ). in destilliertem Wasser aufzufangen.

4. Übertragen der Schnitte mit Glasnadeln in eine 2 proz. wässerige Arg. nitric.-Lösung für 24 Stunden (dunkle Glasflasche).

5. Durchziehen der Schnitte durch destilliertes Wasser und Übertragen in eine ammoniakalische Silberlösung (cf. S. 58). bis die Schnitte einen schönen tiefbraunen Ton angenommen haben (1 bis 2 Stunden).

6. Nach Durchziehen durch destilliertes Wasser auf 12 bis 24 Stunden in eine Reduktionsflüssigkeit von folgender Zusammensetzung:

$$\left.\begin{array}{ll} \text{40 proz. Formalin} & \text{50,0 ccm} \\ \text{Leitungswasser} & \text{50,0 ccm} \end{array}\right\} \text{ zudecken!}$$

7. Auswaschen in Leitungswasser ($^1/_2$ bis 1 Stunde).

8. Vergolden in einer leicht angesäuerten Goldchloridlösung (cf. S. 59), bis der Grundton der Schnitte ein rötlichvioletter ist (in 10 bis 20 Minuten).

9. Fixieren $^1/_2$ Minute lang in saurem Fixierbad (cf. S. 59).

10. Gründliches Auswaschen in Leitungswasser für 2 Std.

11. Entwässern in aufsteigendem Alkohol.

12. Karbol-Xylol (1 : 10), Kanadabalsam.

Endozelluläre Neurofibrillen, sowie Achsenzylinder schwarz oder braunschwarz, Markscheiden ev. rötlich, Fasern der Bindesubstanzen violett, quergestreifte Muskelfasern bräunlich, die Querstreifung sehr schön zu erkennen.

Die Chrom-Osmium-Methode nach Marchi.

Zur Darstellung der in frischer Degeneration befindlichen Markfasern.

1. Möglichst dünne (3 bis 4 mm) Scheiben werden mindestens 8 Tage lang in Müllerscher Flüssigkeit fixiert. Hierauf kommen die Stücke

2. für 8 bis 12 Tage in eine frisch bereitete Mischung von   Müllerscher Flüssigkeit   2 Teile
     1proz. wässerige Osmiumsäurelösung 1 Teil.

Damit die Osmiumsäure gut in das Gewebe eindringt, bringt man auf den Boden des Gefäßes Glaswolle und legt das Präparat alle 2 Tage um.

3. Nach 4 Tagen werden 5 bis 10 ccm einer 1proz. wässerigen Osmiumsäurelösung in das Gefäß zugegeben, um das verbrauchte Osmium zu ersetzen.

4. Auswaschen unter der Wasserleitung für 24 Stunden.

5. Rasches Nachhärten in aufsteigendem Alkohol innerhalb 12 bis 24 Stunden im Paraffinofen bei 37° C.

6. Rasches Einbetten in Zelloidin innerhalb 18 bis 24 Std.

7. Sofortiges Schneiden der Zelloidinblöcke in einer Dicke von 20 bis 30 μ.

8. Aufsteigender Alkohol, Xylol, Kanadabalsam.

Frische Zerfallsprodukte der Markscheiden erscheinen als intensiv schwarz gefärbte, kompakte Kugeln und Schollen, alles übrige Gewebe gelb.

Anmerkung: Die Methode ist angezeigt bei Degenerationen, die nicht jünger als eine und nicht älter als 6 Wochen sind. Nach dieser Zeit tritt die Methode der Untersuchung der marklos gewordenen Nervenfasern nach Bielschowsky an ihre Stelle.

Müller-Fixierung unerläßlich; Stücke nicht länger als 6 Wochen in der Müllerschen Flüssigkeit aufbewahren, da sonst auch bei dieser Art des Fixierens keine guten Bilder mehr entstehen.

Das zur Marchi-Färbung bestimmte Material muß also rasch verarbeitet werden.

Man mache nicht nur Querschnitte (Rückenmark), sondern auch unter Umständen Längsschnitte, in welchen die in Degeneration befindlichen Markfasern als in Kettenform aneinandergereihte schwarze Schollen leicht erkennbar sind.

Die Alkohol-Kresylviolettfärbung nach Spielmeyer.

Zur Darstellung der Ganglienzellen.

(Vereinfachung der Nisslschen Methode).

Fixieren nicht zu kleiner Stücke (etwa walnußgroß) in 96 proz. Alkohol, der täglich unbedingt einmal gewechselt werden muß. Nach 5 Tagen ist der Block schnittfähig. Nun wird der Block mit in 96 proz. Alkohol befeuchtetem Messer nicht höher wie 8 mm zugeschnitten, während die Schnittfläche 1 qcm und darüber betragen kann. Der an der Aufklebefläche mit Fließpapier abgetrocknete Block wird mit Gummi arabicum auf einen Holzklotz aufgeklebt, wobei der Gummi tüchtig auf dem Klotz verrieben wird, Block $+$ Holzklotz kommen sofort in 96 proz Alkohol, wobei der Gummi in wenigen Minuten erstarrt.

Dieser derart zubereitete, uneingefettete Block wird auf dem Mikrotom bei stark schräg gestelltem Messer in 10 bis 15 μ-Schnitte mit gut mit Alkohol befeuchtetem Messer zerlegt und alsbald verarbeitet.

1. Einlegen der Schnitte in eine 1 proz. wässerige Lösung von Kresylviolett oder Thionin (oder 1 promill. Lösung von Toluidinblau) auf 30 bis 60 Minuten (Lösung gut filtrieren!).

2. Auswaschen in destilliertem Wasser ca. $^1/_4$ Stunde.

3. Differenzieren in Alkohol von aufsteigender Konzentration.

4. Xylol, Kanadabalsam.

Bei dieser Färbung ergeben sich Übersichtsbilder, in denen alle Gewebskerne und gewisse Plasmastrukturen sowie auch Zellgrenzen auf blauem Grunde schön gefärbt sind.

Anmerkung: Hat man nur formolfixiertes Material zur Untersuchung, so macht man nach gründlichem Auswaschen in Wasser Gefrierschnitte und färbt dieselben wie oben. Wenn die Präparate auch nicht einwandfrei sind, kann man sich doch über gröbere Zellveränderungen und Ausfälle orientieren. Die Formolpräparate halten sich aber nicht. Will man eingebettetes Material schneiden, so empfiehlt sich Zelloidineinbettung.

Die Färbung der faserigen Neuroglia nach Weigert.

1. Fixieren höchstens $^1/_2$ cm dicker Scheiben in 10 proz. Formol auf 6 bis 12 Stunden.

2. Beizen in der Weigertschen Neurogliabeize (cf. S. 57) im Brutofen bei 37° C für 4 bis 5 Tage.

3. Kurzes Abspülen in Leitungswasser.

4. Entwässern in aufsteigendem Alkohol.

5. Einbetten in Paraffin vom Schmelzpunkt 52°.

6. Aufkleben der Schnitte mit Eiweißglyzerin.

7. Die entparaffinierten Schnitte kommen auf 10 Minuten in eine $^1/_3$ proz. wässerige Lösung von übermangansaurem Kali, in der sie braun werden.

8. Kurzes Abspülen in Leitungswasser.

9. Eintauchen der Schnitte in die Chromogenbeize (cf. S. 58), in der sie nach wenigen Minuten entfärbt werden; sie bleiben in der Beize für 2 bis 4 Stunden.

10. Kurzes Abspülen in Leitungswasser.

11. Färben der Schnitte für 20 Minuten in der Spielmeyerschen Karbolmethylviolettlösung α (cf. S. 57).

12. Kurzes Abspülen unter der Wasserleitung, nochmaliges Färben für 10 Minuten in der Spielmeyerschen Karbolmethylviolettlösung β (cf. S. 57).

13. Nach kurzem Abspülen unter der Wasserleitung Übergießen des Schnittes mit konzentrierter Jodjodkalilösung (cf. S. 57); nach erfolgtem Abgießen und Absaugen der Jodjodkalilösung mit Filtrierpapier.

14. Entfärben in einem Gemisch von Anilinöl-Xylol āā, bis Kerne und Neuroglia schön blau sind (unter dem Mikroskop kontrollieren).

15. Gründliches Entfernen des Anilinöl-Xylols durch Xylol.

16. Neutraler Kanadabalsam.

Neuroglia und Kerne blau, Bindegewebe manchmal blau-violett. Die fertigen Präparate auf einige Tage dem Tageslicht aussetzen; sie werden dadurch haltbarer, ihre Faserfärbung klarer.

Die zytologische Untersuchung der physiologischen und pathologischen Flüssigkeiten des menschlichen Körpers am eingebetteten Material.

Von Alzheimer (zit. nach Spielmeyer) ist eine Methode der zytologischen Untersuchung der Zerebrospinalflüssigkeit angegeben worden, die mit Vorteil für alle Flüssigkeiten des Körpers, physiologische und pathologische, angewandt werden kann und in folgender Weise ausgeführt wird:

1. Etwa 5 ccm der zu untersuchenden Flüssigkeit werden in 5 ccm 96 proz. Alkohol aufgefangen. wobei durch Fällung des Eiweißes eine flockige Trübung entsteht.

2. Zentrifugieren für ca. 1 Stunde, wobei sich am Boden des Röhrchens ein weißes Koagulum absetzt, das, wenn es nur sehr klein sein sollte (bei geringem Eiweißgehalt der Flüssigkeit), durch Hinzugeben von etwas Hühnereiweiß (Rehm) beliebig vergrößert werden kann.

3. Abgießen der Flüssigkeit.

4. Aufgießen von absolutem Alkohol, der in den nächsten 3 bis 4 Stunden zwei- bis dreimal zu wechseln ist.

5. Ausschälen des Koagulums aus dem Glase mittelst einer feinen Nadel oder sonstigen spitzen Instruments.

6. Aufhellen in Anilinöl.

7. Xylol, Einbettung in Paraffin.

Möglichst dünne (5 μ) Schnitte, Aufziehen durch Kapillarattraktion.

Färbungen: Weigert-van Gieson, Hämalaun, Methylgrün-Pyronin, Gram, Giemsa, Triazid, Methylenblau, Ziehl-Neelsen, Much.

Die spezielle Untersuchung von Tumoren.

Sehr kleine Tumoren bettet man zweckmäßigerweise in toto ein und macht Serienschnitte.

Bei größeren Tumoren genügen, namentlich wenn es sich um einfach gebaute Geschwülste handelt, für gewöhnlich Gefrierschnitte. Man entnehme aber stets an mehreren Stellen Probestücke zur Untersuchung, was vor allem bei sehr großen und unter Umständen komplizierten Tumoren unerläßlich ist.

Dabei fixiert man für gewöhnlich zunächst in Formol, schneidet sich aber meist auch gleich am frischen Präparate entsprechende Stücke für Alkohol absolutus-Fixierung heraus, da man nicht selten genötigt ist, zwecks genauer Analyse der Tumoren eine Glykogenfärbung auszuführen, so vor allem bei gewissen Nieren-, Nebennieren-, Ovarialtumoren und anderen mehr.

Die hauptsächlichsten Färbungen von eingebettetem Material (Paraffin, Zelloidinparaffin) sind:

Weigert-van Gieson, Hämalaun, Elastika, eventuell Gram-Weigert, Best, Eisenreaktion, Methylgrün-Pyronin.

Die Untersuchung von Auskratzungen und Probeexzisionen.

Curettagen werden zweckmäßig in absolutem Alkohol fixiert, ebenso Probeexzisionen, wenn sie aus sehr weichem Gewebe bestehen.

Man bringt die Stückchen sogleich in den unteren Abteil des Paraffinschrankes, wechselt den absoluten Alkohol in der ersten Stunde zwei- bis dreimal, dann rasch Anilinöl, Xylol, Paraffin, so daß man schon nach 2 bis 3 Stunden Paraffinblöcke fertig zum Schneiden erhält.

Sonstige Probeexzisionen fixiert man in 10 proz. Formol, macht zunächst, wenn genügend Material vorhanden ist, einige Gefrierschnitte und bettet das übrige ein.

Färbungen: Weigert-van Gieson, Hämalaun, Methylgrün-Pyronin, eventuell Gram-Weigert.

Die Untersuchung entzündlicher Prozesse.

Neben Gefrierschnitten Paraffineinbettung.

Erstere zu färben mit: Scharlach - Hämalaun, eventuell Eisenreaktion.

Letztere: Weigert-van Gieson, Hämalaun, Gram-Weigert, Methylgrün-Pyronin, Methylenblau, Giemsa, Triazid.

Die spezifischen Granulome.

a. Die Tuberkulose: Frische Überimpfung auf Meerschweinchen und Kaninchen, Ausstrichpräparate, Gefrierschnitte, Paraffineinbettung. Fixierung in Formol (Schering) 10 proz.

Färbungen: Scharlach-Hämalaun, Weigert-van Gieson, Elastika, Gram-Weigert, Ziehl-Neelsen, Much.

b. Die Lues: Reizserum-Ausstrichpräparat, Gefrierschnitt, Paraffineinbettung. Versilberung.

Färbungen: Scharlach-Hämalaun, Weigert-van Gieson, Gram-Weigert, Elastika, Giemsa,

c. Die Lymphogranulomatosis (Morbus Hodgkin): Frische Überimpfung auf Meerschweinchen und Kaninchen, Ausstrichpräparate, Gefrierschnitte, Paraffineinbettung.

Färbungen: Scharlach-Hämalaun, Weigert-van Gieson, Hämalaun-Eosin, Methylgrün-Pyronin, Triazid, Gram-Weigert, Much, Ziehl-Neelsen.

d. Die Lepra: Ausstrichpräparate, Gefrierschnitte, Paraffineinbettung.

Färbungen: Ziehl-Neelsen, Methylgrün-Pyronin, Elastika, Much.

e. Der Actinomyces (Strahlenpilz):

Ungefärbte Untersuchung der weißlichgelben Körnchen bei starker Abblendung und schwacher Vergrößerung unter eventuellem Zusatz von etwas verdünnter Essigsäure.

Keine Ausstrichpräparate, da hierbei die Pilzdrusen vernichtet werden.

Gefrierschnitte: Scharlach-Hämalaun-Färbung.

Paraffinschnitte: Weigert-van Gieson, Hämalaun-Eosin. Gram-Weigert, bei letzterer Färbung Kolben rot, Myzel blau, bisweilen aber auch farblos.

Eine sehr schöne Dreifärbung erhält man auf folgende Weise (modifizierte Löhle-Färbung):

1. Weigerts Eisenhämatoxylin (für die van Gieson-Färbung) 10 Minuten.

2. Leitungswasser, bis Schnitte tiefblau sind (ca. 10 Minuten).

3. Kurzes Differenzieren in 1 proz. salzsaurem Alkohol.

4. Leitungswasser, bis die rötlich gewordenen Schnitte wieder tiefblau sind (ca. 5 Minuten).

5. Unter dem Mikroskop kontrollieren, ob reine Kernfärbung vorhanden ist; wenn das übrige Gewebe nicht vollständig farblos ist, nochmals kurzes Differenzieren in salzsaurem
Alkohol und Leitungswasser.

6. Auf 24 Stunden in eine Safraninlösung von der Zusammensetzung:

Safranin pulv.   5,0 g

Alcohol absol.   15,0 ccm

Nach Lösung adde Aq. dest. 15,0 ccm

7. Differenzieren in Alkohol absolutus, dem wenige Tropfen
salzsauren Alkohols zugesetzt werden, bis die Kolben leuchtend
rot, alles übrige Gewebe, mit Ausnahme der schwarzen Kerne,
farblos ist (Kontrolle unter dem Mikroskop).

8. Abspülen mit 80 proz. Alkohol.

9. Gram-Weigert-Färbung.

Zellkerne schwarz, Myzel schön dunkelblau, Kolben leuchtend rot.

Die übrigen spezifischen Granulome (Rotz, Rhinosklerom,
Mycosis fungoides, Botryomykose, Sporenpilzgranulome) werden
in Gefrierschnitten und eingebettet untersucht, wobei neben
eventuellen Tierversuchen die allgemeinen Färbemethoden in
Gestalt der Weigert-van Gieson, Gram-Weigert, Hämalaun-Eosin,
Methylgrün-Pyronin, Löfflers Methylenblau, polychromes Me-
thylenblau, Giemsa, Triazid in Betracht kommen, da es elektive
Färbungen derselben nicht gibt.

Die Pigmente.

Gefrierschnitte:

    a) Fettfärbung (Lutein, Myelin, Abnützungspigmente).

    b) Eisenreaktion (hämoglobinogene Pigmente).

    c) Jodkaliumlösung (Lutein — blau, Lipochrome — grün).

    d) Gmelinsche Reaktion (Gallenfarbstoffe).

Anmerkung: Die Gmelinsche Reaktion wird folgendermaßen an-
gestellt: In einem Reagenzglas werden 2 ccm konzentrierter Salpetersäure mit 2 Tropfen rauchender Salpetersäure gemischt, der zu untersuchende Gefrierschnitt auf den Objektträger aufgezogen, mit 1 Tropfen
Wasser und einem Deckgläschen bedeckt, eventuell an den Ecken mit
Paraffinperlen besetzt; mittels eines Glasstabes werden alsdann an einer
Seite des Deckgläschens einige Tropfen der Salpetersäuremischung auf-
getropft und auf der entgegengesetzten Seite die Flüssigkeit mittels

Fließpapier abgesaugt, wobei in Gegenwart von Gallenfarbstoff die Farben grün, violett, rot und gelb auftreten.

Paraffinschnitte:

    a) Karminfärbung (Melanin, Kohle),

    b) Eisenreaktion (hämoglobinogene Pigmente),

    c) Hämalaun-Eosin (Abnützungspigmente),

    d) Fettfärbung (Lutein),

    e) Konzentrierte Schwefelsäure (Kohle und Kieselsäure).

Anmerkung: Nur Kohle und Kieselsäure widerstehen der konzentrierten Schwefelsäure, alles übrige wird zerstört.

Pflanzliche und tierische Parasiten.

1. Bakterien:

    a) Ausstrichpräparate:

        Fixieren der lufttrockenen Präparate über der Gasflamme.

        Färbungen: Löfflers Methylenblau, Giemsa, Saathofs Methylgrün-Pyronin, Gram-Weigert, eventuell Ziehl-Neelsen, Much.

    b) Schnittpräparate:

        Paraffineinbettung, dünne Schnitte.

        Dieselben Färbungen wie bei a).

2. Sproß-, Faden- und Schimmelpilze:

    a) Zupfpräparate, ungefärbt, frisch.

        Unter Zusatz von 3 proz. Kalilauge mit Planspiegel und starker Abblendung zu untersuchen.

    b) Schnittpräparate:

        Paraffineinbettung, dünne Schnitte.

        Färbungen: Löfflers Methylenblau (1 bis 2 Stunden), Weigert-van Gieson (Aspergillus), Gram-Weigert (Soor).

3. Protozoen:

    α) Blutparasiten:

        Dünne Ausstrische, Fixation wie bei Blut.

        Färbungen: Methylgrün-Pyronin, Hämalaun-Eosin, Giemsa, Triazid.

    β) Darmparasiten:

        a) Frische Untersuchung des ungefärbten Präparats in Wasser oder Glyzerin (Eier im Stuhl usw.).

b) Frische Quetschpräparate zwischen zwei Objekt-
träger (Proglotiden von Tänien).
c) Gefrierschnitte, eventuell vorher Entkalken.
Tänien, Trichinen.
d) Paraffineinbettung:
Färbungen: Weigert-van Gieson, Hämalaun-
Eosin - Methylgrün - Pyronin, Gram - Weigert
(Echinococcus).

Anhang.

Das Aufbewahren der mikroskopischen Präparate.

Will man Schnitte dauernd aufbewahren, so empfiehlt es
sich dringend, dieselben mit den nötigen Notizen zu versehen.

Die zu diesem Zwecke auf den Objektträger zu klebenden
Etiketten sind deswegen sehr unzweckmäßig, weil sie gerne mit
der Zeit sich ablösen und oft nicht genügend Raum für die
Notizen enthalten.

Gewöhnt man sich daran, die Schnitte stets in der Mitte
des Objektträgers aufzuziehen, so bleibt zu beiden Seiten noch
genügend Platz für die erforderlichen Bezeichnungen, die mit
gewöhnlicher Schreibtinte in folgender Weise angebracht werden:

In einer kleinen, weithalsigen Glasflasche hält man sich
stark mit Xylol verdünnten, fast wasserklaren Kanadabalsam
vorrätig, den man mit einem dünnen Glasstab auf die gut gereinigten, nicht vom Schnitt und Deckglas bedeckten Partien
des Objektträgers in dünner Schicht aufträgt und im oberen
Abteil des Paraffinschrankes für $^1/_2$ Stunde eintrocknen läßt.
Hierauf schreibt man mit Tinte und gewöhnlicher Feder die
nötigen Notizen auf die mit Kanadabalsam bestrichenen Flächen.
läßt die Tinte eintrocknen, was in wenigen Minuten geschehen
ist, bestreicht die beschriebenen Flächen nochmals mit demselben dünnflüssigen Kanadabalsam, bringt die Objektträger
wieder in das obere Abteil des Paraffinschrankes und läßt sie
dort für 12 bis 24 Stunden trocknen, worauf sie unverzüglich
der Sammlung einverleibt werden können.

Die Notizen, die jeder Objektträger aufweisen sollte, sind:

Links vom Präparat:

1. Art der Färbung und Fixation;
2. Datum der Färbung;
3. die ev. Sektions- oder Untersuchungsnummer;
4. die Nummer des zum Schnitt gehörigen, aufbewahrten Paraffin- oder Zelloidinblockes oder des in Formol konservierten Stückes.

Rechts vom Präparat:

1. die genaue histologische Diagnose;
2. das ev. Alter und Geschlecht des Individuums, von dem das Präparat stammt;
3. ev. sonstige Bemerkungen.

Anmerkung. Man lasse nach dem erstmaligen Bestreichen, also vor dem Beschreiben, die Präparate nicht zu lange (nicht über 2 Std.) trocknen, da sonst der Kanadabalsam zu spröde wird und das Schreiben auf ihm sehr erschwert ist; ebenso vermeide man dickflüssigen Balsam.

Über die Haltbarkeit der mikroskopischen Präparate.

Es ist eine leidige Tatsache und liegt in der Natur der Färbemittel bedingt, daß so gut wie alle Färbungen mit der Zeit abblassen, ja häufig ganz verschwinden, auch wenn die Präparate, wie es die Regel sein sollte, im Dunkeln aufbewahrt werden. Es wäre aber unklug, dieselben deshalb wegzuwerfen, da sie mit Leichtigkeit wieder gefärbt werden können.

Auch bei viele Jahre alten Präparaten lassen sich die Deckgläschen in warmem Xylol nach wenigen Stunden mit einer Nadel vorsichtig vom Objektträger abschieben, wobei man vorteilhafterweise mit dem Schnitt im Xylol bleibt; der Kanadabalsam wird mit Xylol, dieses durch absoluten Alkohol entfernt, der Schnitt wird alsdann durch absteigenden Alkohol geschickt und von neuem gefärbt, worauf die Präparate sich von frischen kaum unterscheiden lassen.

Das Umfärben mikroskopischer Präparate.

Hat man aus irgendwelchen Gründen Veranlassung, einen Schnitt, sei es, daß das Material äußerst spärlich ist, sei es, daß man nur einen Schnitt überhaupt zur Verfügung hat, zwecks Stellung einer genauen Diagnose nach verschiedenen Methoden zu färben, so stehen dem keine großen Schwierigkeiten entgegen. Am besten sind natürlich aufgezogene Paraffinschnitte zu verwerten.

Man entfernt zunächst, ev. in der Wärme, vorsichtig Deckglas und Einschlußflüssigkeit, bringt den Schnitt durch absteigenden Alkohol und entfärbt ihn vollständig.

Karminfärbungen werden mit Wasser entfernt, Kernfärbungen mit 1 bis 3 proz. salzsaurem Alkohol, versilberte Präparate, indem man sie 1 bis 2 Stunden in Lugolsche Lösung und hierauf nach kurzem Abspülen in Wasser in 10 proz. wässerige Fixiernatronlösung taucht, bis sie vollständig entfärbt sind.

Eventuell wird man auch absoluten Alkohol oder stark verdünnte Ammoniaklösung anwenden.

Man achte darauf, daß die Schnitte auch wirklich vollständig entfärbt sind, und wässere sie gut in Leitungswasser, ehe man sie mit einer anderen Farbe beschickt.

Das Aufbewahren der Blöcke.

Zelloidinblöcke müssen dauernd in 70 proz. Alkohol aufbewahrt werden; dabei ist dringend zu raten, dieselben von dem Stabilit- oder ev. Holzsockel abzunehmen, da namentlich aus letzterem durch den Alkohol nach und nach eine reichliche Menge Gerbsäure extrahiert wird, die nach kürzerer oder längerer Zeit den Zelloidinblock so sehr schädigt, daß Färbungen an demselben nicht mehr vorgenommen werden können.

Man bindet den Zelloidinblock zusammen mit einer auf weißen Karton mit Bleistift geschriebenen Notiz in ein Gazesäckchen ein und bewahrt so beides zusammen in Alkohol auf.

Paraffinblöcke werden zunächst auf ihrer Schnittfläche mit etwas geschmolzenem Paraffin bestrichen, mittelst eines Federmessers vom Blocke genommen und mit der von der Einbettung her noch übriggebliebenen Notiz in Schachteln, kleinen Kästchen oder eigens zu diesem Zwecke verfertigten großen Kasten trocken aufbewahrt.

Das Aufbewahren makroskopischer Präparate.

Sollen makroskopische Präparate als Sammlungspräparate aufgehoben werden, so sind hierfür gewisse Vorsichtsmaßregeln nicht außer acht zu lassen.

Die frischen Präparate müssen, soweit es sich nicht um Blut handelt, gut abgespült werden, alle Nischen und Hohlräume sind gut mit Watte auszustopfen, sehr dünne Präparate (Darm, Hirnhäute usw.) werden am zweckmäßigsten frisch flach auf dünnen Holzbrettchen ausgebreitet und so fixiert. Nach genügender Härtung empfiehlt es sich dann, sämtliche Präparate mit einer Anzahl Seidenfadenschlingen in einem Glasrahmen zu befestigen, den man sich dadurch herstellt, daß man gewöhnliche mitteldicke Glasstäbe über dem Bunsenbrenner der Größe des Präparates entsprechend rechtwinklig umbiegt und und an beiden Enden zusammenschmilzt.

Auf diese Weise kann das nun in ein Konservierungsglas eingeschlossene Präparat von allen Seiten gut betrachtet werden.

Sollte sich der Glasrahmen im Präparatenglas, weil er deren Innenfläche nicht genau angepaßt ist, hin und her bewegen, so klemmt man ihn mit kleinen Korkstückchen fest.

Das Präparatenglas wird alsdann mit der Konservierungsflüssigkeit bis obenan gefüllt, der Deckel aufgesetzt und gut mit einem der zahlreichen Deckglaskitte luftdicht abgeschlossen.

Eine Konservierungsflüssigkeit, in der die Präparate dauernd ihre natürliche Farbe behalten, existiert bis jetzt nicht.

Mit der Zeit blassen alle Präparate, auch wenn sie bei abgedämpftem Lichte aufgestellt werden, mehr oder minder stark ab.

Immerhin sind diese Konservierungsflüssigkeiten dem gewöhnlichen Formol oder Alkohol vorzuziehen.

Eine der gebräuchlichsten Vorschriften ist die Kaiserlingsche:

1. Fixation der Präparate, je nach ihrer Größe, von 1 bis 4 Tagen in

Formol 200,0 ccm
Leitungswasser 1000,0 ccm
Kalium nitric. 15,0 g
Kalium acetic. 30,0 g

2. Nach oberflächlichem Abspülen in Wasser, wobei die zum Ausstopfen etwa benutzte Watte entfernt wird, kommen die Präparate in 80 proz. Alkohol, bis die natürliche Farbe wieder zum Vorschein kommt (3 bis 12 Stunden).

3. Hierauf unmittelbar in die Aufbewahrungsflüssigkeit in der Zusammensetzung:

> Leitungswasser 2000,0 ccm
> Kalium acetic.   200,0 g
> Glyzerin   400,0 ccm

Letztere Flüssigkeit trübt sich etwas bei der Berührung mit den Alkoholpräparaten, weshalb sie nach 1 bis 2 Tagen und und späterhin ab und zu einmal erneuert werden muß.

Handelt es sich um die Aufbewahrung von Präparaten, die in Formol lösliche Substanzen enthalten, wie harnsaure Salze oder Kalk (Harnsäure-Infarkte der Nieren, Tophi, Kalkinfarkte, Kalkmetastasen usw.), so ist man gezwungen, andere Methoden der Konservierung anzuwenden.

Die gebräuchlichste Westerhöffersche Räuchermethode hat folgende Vorschrift:

In einem gut verschließbaren Gefäße kommt auf den Boden in 40 proz. (reinem) Formol reichlich getränkte Watte, darüber ein Drahtnetz, auf dem das zu fixierende Präparat je nach der Größe, 2 bis 6 Stunden den konzentrierten Formalindämpfen ausgesetzt wird. Hierauf sogleich in 96 proz. Alkohol, dem man auf 1000,0 ccm eine Messerspitze pulveriges Quecksilberoxyd (rotes Merkurioxyd) zusetzt, bis die Farbe der einzelnen Gewebsbestandteile wieder deutlich zum Vorschein kommt (nicht länger als 24 Stunden). Hierauf in reines Glyzerin, dem ebenfalls ein wenig Quecksilberoxyd zugesetzt war; da sich letzteres allmählich zersetzt, muß es ab und zu erneuert werden.

Kitt zum Verschließen der Gläser

der makroskopisch konservierten Präparate (Schorr, Virchows Archiv, Bd. 206, Heft 3, 1911).

> Guttapercha   100,0 g ⎫ langsam erwärmen
> Talgfett   250,0 g ⎭   und lösen
> Schwarzes Pech   400,0 g ⎫   in kleinen Stückchen unter
> Asphalt   200,0 g ⎬ stetigem Umrühren dazu geben,
> Kolophonium   400,0 g ⎭   bis alles gelöst ist.

Kurz vor dem Gebrauch wieder erwärmen bis zu einer Konsistenz, die es ermöglicht, mit einem dicken Pinsel die Masse gut auf die trockenen Konservierungsgläser aufzutragen.

Das Durchsichtigmachen menschlicher, tierischer und pflanzlicher Präparate.

Die hierfür angegebenen Methoden sind alle etwas umständlich und zeitraubend, geben aber sehr schöne und anschauliche Präparate. Dieselben sind ausführlich beschrieben als:

1. Oskar Schultzes Kalilauge-Glyzerin-Methode. Verhandlungen der XI. Versammlung der Anatomischen Gesellschaft. Gent 1897, S. 3.

2. Desselben Autors „Neue Methoden der histologischen. aufhellenden und korrodierenden Technik". Würzburg 1910 Sep.-Ausg. aus: Verhandlungen der Physikalisch-medizinischen Gesellschaft zu Würzburg, N. F. 1910, Bd. 40, S. 163.

3. Werner Spalteholz' „Ätherische Öl-Methode" unter dem Titel: Über das Durchsichtigmachen von menschlichen und tierischen Präparaten; nebst Anhang: Über Knochenfärbung. Leipzig 1911. Verlag von S. Hirzel.

Die Mikrophotographie in natürlichen Farben.

Seitdem es den Gebrüdern Lumière, Lyon, nach jahrelanger. mühsamer Arbeit gelungen war, eine für die allgemeine photographische Praxis gut brauchbare, nicht zu teure Autochromplatte herzustellen, die uns in den Stand setzt, mittelst einer einzigen Aufnahme naturgetreue farbige, photographische Diapositive herzustellen. hat diese Methode auch bald ihre Verwendung in der Mikrophotographie gefunden und wird heutzutage allenthalben verwandt. Hat sie doch den großen Vorzug. histologische Färbungen von kurzer Dauer einwandfrei festzuhalten und für immer zu bewahren, ein Vorzug. der nicht hoch genug angeschlagen werden kann. Zum andern gibt eine Farbenphotographie ein viel instruktiveres und klareres Bild als eine Schwarz-weiß-Aufnahme, wenn auch letztere das eine voraus hat, daß man beliebig viele Kopien von ihr machen kann. Die Anfänge, auch von Autochromplatten farbige Abzüge zu machen, sind schon überwunden, und es ist sicher nur eine Frage der Zeit, um auch hier zum vorgesteckten Ziele zu gelangen.

Wie bekannt, besteht eine Lumière-Autochromplatte aus einem sogenannten Farbraster, dessen einzelne Bestandteile allerkleinste, blau, gelb und grün gefärbte Stärkekörnchen sind, die in gleichmäßiger Verteilung der Glasplatte fest aufgewalzt sind. Darüber findet sich dann die lichtempfindliche Silberschicht. Bei dieser Konstruktion der Platte ist es ohne weiteres verständlich, daß man, im Gegensatz zu der Schwarz-weiß-Photographie, bei der Farbenphotographie die Lichtstrahlen durch die Platte hindurch schicken muß, nicht auf die Platte, d. h. daß man die Platte beim Einlegen in die Kassette umkehren muß, so daß die Schichtseite auf die in der Kassette befindlichen Metallfedern zu liegen kommt; nur so erhält man ein farbiges Bild. Da die Platte bei dieser Lage unweigerlich zerkratzt werden würde, ist schon bei der Verpackung in der Fabrik jeder Platte ein Karton mitgegeben, der der Schichtseite anliegt. Man hat also nur nötig, Platte mit Karton (im Dunkeln natürlich) aus der Schachtel zu nehmen und, den Karton gegen die Metallfedern gerichtet, in die Kassette einzulegen. Unbedingt erforderlich ist ferner ein Gelbfilter, durch das die Strahlen hindurchgehen müssen, ehe sie die Platte treffen. Dasselbe hat für die einzelnen Lichtarten (Sonnenlicht, elektrisches Licht, Gasglühlicht) ganz bestimmte gelbe Farbennuancen, weshalb man bei der Bestellung eines solchen stets die zur Verwendung kommende Lichtart angeben muß.

Die Filter sich selbst zu machen, ist nicht zu empfehlen, da sie nicht so zuverlässig sind wie die gekauften.

Bei makroskopischen Autochromaufnahmen muß, da die Platte umgekehrt in der Kassette liegt, die lichtempfindliche Schicht also zu weit nach hinten liegt, bei dem Scharfeinstellen des (nahen) Objektes die Mattscheibe so weit nach vorne geschoben werden, als der Dicke der Platte entspricht (im Mittel 1,5 mm), was am sichersten dadurch bewerkstelligt wird, daß man die Mattscheibe ebenfalls umkehrt und nun scharf einstellt, wenn man es nicht vorzieht, die in neuester Zeit von der Firma Zeiß, Jena, auf den Markt gebrachten Ducarfilter zu benutzen, die so konstruiert sind, daß zwischen zwei Glasplatten das Gelbfilter derart angebracht ist, daß diese 1.5 mm-Differenz ausgeglichen ist, daß man also nicht mehr nötig hat, die Mattscheibe umzukehren oder nach vorne zu verschieben.

Bei der kurzen Brennweite der Strahlen, wie sie bei der Mikrophotographie verwandt werden, ist es nicht nötig, auf die

Umkehr der Platte Rücksicht zu nehmen, vielmehr arbeitet man hinsichtlich der Scharfeinstellung genau wie bei Schwarzweiß-Aufnahmen, wobei man das im allgemeinen quadratisch geformte Gelbfilter am besten innerhalb des Auszugbalges, möglichst nahe am Mikroskoptubus anbringt, das Bild auf der Mattscheibe scharf einstellt und nun die Aufnahme macht.

Das ganze Geheimnis einer guten Lumière-Aufnahme ist — die richtige Exposition. Für den Anfang merke man sich als Regel: Lieber etwas überbelichten als unterbelichten.

Unterbelichtete Platten sind zu dunkel und können nicht verbessert werden, überbelichtete Platten sind zu hell und zu dünn, können aber durch Verstärken noch wesentlich verbessert werden. Bei zu starker Überbelichtung erhält man auf der Platte einen einfachen Lichtkreis, auf dem außer der feinen Körnelung des Farbrasters nichts mehr zu erkennen ist.

Nächst dem Gelbfilter ist eine weitere unerläßliche Vorbedingung für das Erhalten guter Bilder das richtige Licht in der Dunkelkammer.

Das für gewöhnliche photographische Platten verwandte Rotlicht ist unbrauchbar, da es die Platte verschleiert. Man benötigt vielmehr ein eigentümlich grauweißes Licht, das dadurch hergestellt wird, daß an einer gegebenen Lichtquelle eine Anzahl grüner und gelber Papierfilter angebracht werden, die Lumière unter dem Namen Viridapapier in den Handel bringt (10 Bogen 13×18 80 Pf.).

Je nach der Stärke der Lichtquelle werden 3 bis 4 grüne und 2 bis 3 gelbe Papiere derart aufeinander gelegt, daß das Licht zuerst die gelben, dann die grünen Blätter passiert.

Die Lumièresche Originallampe ist für Petroleum eingerichtet, kostet 3,50 M., rußt scheußlich und erlischt meistens im entscheidenden Augenblicke.

Die bisher von anderer Seite auf den Markt gebrachten Lampen sind größtenteils sehr unpraktisch und alle sehr teuer.

Um weniges Geld kann man sich selbst eine solche für elektrisches Licht herstellen, indem man aus einer Fläche einer großen viereckigen Konservenbüchse ein 8×12 Rechteck ausschneidet, die einschließlich einer transparenten Entwicklungstabelle zwischen zwei Glasplatten eingerahmten Viridapapiere mit Klebestreifen auf der Öffnung festklebt, durch den Deckel ein Loch bohrt und von innen her eine elektrische Glühbirne mit Kabel befestigt, die Büchse luftdicht abschließt und mit schwarzem Eisenlack bestreicht.

Das Einlegen der Platten besorge man ganz im Dunkeln.

Vorbedingung für gute Aufnahmen sind natürlich tadellose Schnitte ohne Falten und vollkommene Färbungen.

Um einen ungefähren Anhalt für die Dauer der Exposition zu haben, erwähne ich, daß mittelst des großen Zeißschen mikrophotographischen Apparates bei Bogenlicht und einer Stromstärke von 220 Volt und 15 Ampere bei mittlerer Vergrößerung der Bruchteil einer Sekunde, bei starker Vergrößerung 1 bis 2 Sekunden vollständig genügen.

Die Entwicklung der Autochromplatten

geht teils in der Dunkelkammer, teils bei hellem Tageslicht vor sich, weshalb man entweder in der Lage sein muß, die Dunkelkammer rasch mit Tageslicht zu überfluten oder aber in der Nähe einen sehr hellen Raum mit Wasserleitung zur Verfügung haben muß.

Die zahlreichen Lösungen halte man sich bereit, damit während der Entwicklung keine Verzögerung entsteht.

Die Vorschriften der nötigen Lösungen sind:

I. Entwickler.

Aqua destillata	500,0 ccm	Filtrieren, nach dem Filtrieren Ammoniak 16 ccm (spez. Gewicht 0,923) hinzufügen
Metochinon	7,5 g	
Wasserfreies Natriumsulfit	50,0 g	
Bromkali	3,0 g	

(Metochinon zu beziehen von Gustav Rapp & Co, Frankfurt a. M. 100 g ca. 8 M.)

II. Klärbad.

Aqua destillata	500,0 ccm
Übermangansaures Kali	1,0 g
Schwefelsäure	5,0 ccm

III. Zweites Klärbad.

Aqua destillata	500,0 ccm
Lösung Nr. II	10,0 ccm

IV. Physikalischer Verstärker.

a)   Aqua destillata 500,0 ccm
             Zitronensäure   1,5 g

Nach Lösen hinzufügen:
             Pyrogallol   1,5 g

b) Aqua destillata   50,0 ccm } dunkle
    Argent. nitric. cryst.   2,5 g   } Flasche

Lösung a und b unmittelbar vor dem Gebrauch mischen im Verhältnis 100 : 10.

V. Drittes Klärbad.

Aqua destillata   500,0 ccm
Übermangansaures Kali   0,5 g

VI. Saures Fixierbad.

Aqua destillata   500,0 ccm
Unterschwefligs. Natron   75,0 g
Kaliummetabisulfit   2,0 g

Die Entwicklung selbst
(in der Dunkelkammer bei Viridalicht).

Platte in Plattenhalter, kurz unter dem sanften Strahl der Wasserleitung abspülen, hierauf

1. in einen verdünnten Entwickler, bestehend aus:
       Aq. destillata 80,0 ccm
       Entwickler   5,0 ccm

unter fortwährendem Bewegen der Entwicklungsschale die Sekunden zählen, die verstreichen, bis die ersten Konturen des Bildes gerade sichtbar werden, hierauf 15 ccm konzentr. Entwickler in die Schale dazu gießen und so lange entwickeln, als der Anzahl der Sekunden laut Entwicklungstabelle entspricht.

2. Abspülen unter dem sanften Strahl der Wasserleitung für 20 Sekunden.

3. Einlegen in Klärbad I für 2 Minuten unter dauerndem Bewegen der Schale; nach 2 Minuten Verlassen der Dunkelkammer und Weiterklären für 1 Minute bei hellem Tageslicht.

4. Hierauf vorsichtiges Abspülen unter der Wasserleitung für 20 Sekunden, alsdann

5. 4 Minuten in die schon sub 1 zur Entwicklung benutzte Metochinonlösung, unter stetigem Bewegen der Platte; hierbei

sollen die natürlichen Farben schön und klar erscheinen, was bei richtiger Exposition auch der Fall ist. Damit ist die Platte fertig; es folgt noch Abspülen unter der Wasserleitung für 4 Minuten und rasches Trocknen in der Nähe des Ofens oder in der Zugluft. Ist die Platte zu dünn und flau, die Farben zu matt, dann ist eine Verstärkung angezeigt nach folgender Vorschrift: Nach dem zweiten Entwickeln (für das positive Bild)

6. 20 Sekunden abspülen unter der Wasserleitung, hierauf

7. für 5 Sekunden in Lösung III.

8. Abspülen unter der Wasserleitung für 45 Sekunden.

9. Hierauf in den physikalischen Verstärker in einer Mischung von 100:10, bis die Farben kräftig und satt erscheinen ($^1/_2$ bis 2 Minuten); die Lösung wird allmählich gelb und schmutzig, dann wegschütten und ev. nochmals neue Lösung ansetzen.

10. Abspülen in Wasser für 1 Minute.

11. In die Lösung V auf 1 Minute.

12. Abspülen in Wasser für 1 Minute.

13. In die Lösung VI für 2 Minuten.

14. Abspülen in Wasser für 2 Minuten; rasches Trocknen.

Hierauf wird auf das gut getrocknete Diapositiv eine dünne Glasscheibe gelegt, beide zusammen mit Klebestreifen umrahmt und aufbewahrt.

Anmerkung. Wenngleich bei ganz richtiger Exposition eine Verstärkung nicht nötig ist, so wird man sich doch in den meisten Fällen veranlaßt sehen, sie doch vorzunehmen, da die Farben entschieden leuchtender und kräftiger werden.

Einige Vorsichtsmaßregeln sind von Wichtigkeit:

1. Die Platten nie während der Entwicklung mit den Händen berühren; deshalb Plattenhalter.

2. Die gebrauchten Flüssigkeiten nach der Entwicklung jeder einzelnen Platte wegschütten, mit Ausnahme des sauren Fixierbades (Lösung VI), das für 3 bis 4 Platten benutzt werden kann.

3. Die verschiedenen Klärflüssigkeiten nicht verwechseln; bei der ersten die Schwefelsäure nicht vergessen.

4. Die Temperatur der Flüssigkeiten gleichmäßig niedrig halten; in warmen Lösungen schwimmt die Silberschicht weg.

5. Im heißen Hochsommer lieber nicht entwickeln, da das Leitungswasser zu warm ist.

6. Die fertige Platte nicht mit einem Lack überziehen.

Über die Haltbarkeit der Diapositive kann ich genaue Angaben nicht machen.

Die ältesten Platten, die ich besitze, sind jetzt 4 Jahre alt und trotz häufiger Projektion noch genau so farbenprächtig wie am ersten Tage, weshalb ich annehme, daß wenigstens die verstärkten Platten, wenn dunkel aufbewahrt, die Farben unbeschränkt lange halten.

Sollten aus irgendeinem Grunde die Platten abblassen, so wiederholt man einfach die ganze Prozedur von Nr. 6 an aufwärts.

Der zur Entwicklung der Autochromplatten benutzte Entwickler kann noch längere Zeit für Schwarz-weiß-Aufnahmen gebraucht werden.

Sachregister.

6*

Verlag von Julius Springer in Berlin.

Die Untersuchung und Beurteilung des Wassers und des Abwassers. Ein Leitfaden für die Praxis und zum Gebrauch im Laboratorium. Von Dr. **W. Ohlmüller,** Verwaltungsdirektor des Virchow-Krankenhauses, Geh. Regierungsrat und früherer Vorsteher des Hygienischen Laboratoriums im Kaiserlichen Gesundheitsamt, und Professor Dr. **O. Spitta,** Privatdozent der Hygiene an der Universität, Regierungsrat und Vorsteher des Hygienischen Laboratoriums im Kaiserlichen Gesundheitsamt. Dritte, neu bearbeitete und veränderte Auflage. Mit 77 Figuren und 7 zum Teil mehrfarbigen Tafeln. 1910. Preis M. 12,—; in Leinwand gebunden M. 13,20.

Hygienisches Taschenbuch für Medizinal- und Verwaltungsbeamte, Ärzte, Techniker und Schulmänner. Von Dr. **Erwin von Esmarch,** Geh. Medizinalrat, o. ö. Professor der Hygiene an der Universität Göttingen. Vierte, vermehrte und verbesserte Auflage. 1908.
In Leinwand gebunden Preis M. 4,—.

Taschenbuch zur Untersuchung nervöser und psychischer Krankheiten und krankheitsverdächtiger Zustände. Eine Anleitung für Mediziner und Juristen, insbesondere für beamtete Ärzte. Von Dr. **W. Cimbal,** Nervenarzt und leitender Arzt der psychiatrischen Abteilung des Städt. Krankenhauses zu Altona. 1909.
In Leinwand gebunden Preis M. 3,60.

Der Harn sowie die übrigen Ausscheidungen und Körperflüssigkeiten von Mensch und Tier. Ihre Untersuchung und Zusammensetzung in normalem und pathologischem Zustande. Ein Handbuch für Ärzte, Chemiker und Pharmazeuten sowie zum Gebrauche an landwirtschaftlichen Versuchsstationen. Unter Mitarbeit zahlreicher Fachgelehrter herausgegeben von Dr. **Carl Neuberg,** Universitätsprofessor und Abteilungsvorsteher am Tierphysiologischen Institut der Königl. Landwirtschaftlichen Hochschule Berlin. 2 Teile. 1862 Seiten Großoktav mit zahlreichen Textfiguren und Tabellen. 1911. Preis M. 58,—; in 2 Halblederbänden gebunden M. 63,—.

Biochemisches Handlexikon. Unter Mitarbeit hervorragender Fachgenossen herausgegeben von Professor Dr. **Emil Abderhalden,** Direktor des Physiologischen Instituts der Universität Halle. In 7 Bänden.
I. Band, 1. Hälfte, 1911, Preis M. 44,—; geb. M. 46,50. I. Band, 2. Hälfte, 1911, Preis M. 48,—; geb. M. 50,50. — II. Band, 1911, Preis M. 44,—; geb. M. 46,50. — III. Band, 1911, Preis M. 20,—; geb. M. 22,50. — IV. Band, 1. Hälfte, 1910, Preis M. 14,—. IV. Band, 2. Hälfte, 1911, Preis M. 54,—. IV. Band, kompl. geb. Preis M. 71,—. — V. Band, 1911, Preis M. 38,—; geb. M. 40,50. — VI. Band, 1911, Preis M. 22,—; geb. M. 24,50. — VII. Band, 1. Hälfte, 1910, Preis M. 22,—. VII. Band, 2. Hälfte, 1912, M. 18,—; VII. Band, kompl. geb. Preis M. 43,—. Probelieferung mit ausführlichem Inhaltsverzeichnis und Sachregister steht zur Verfügung.

Zu beziehen durch jede Buchhandlung.